Stefanie Walther

Zelluläre Mechanismen von Urocortin II in Herzmuskelzellen

Stefanie Walther

Zelluläre Mechanismen von Urocortin II in Herzmuskelzellen

Mechanismen der Urocortin-II-induzierten Stimulation der NO-Produktion in isolierten Kaninchen-Ventrikelmyozyten

Südwestdeutscher Verlag für Hochschulschriften

Imprint
Any brand names and product names mentioned in this book are subject to trademark, brand or patent protection and are trademarks or registered trademarks of their respective holders. The use of brand names, product names, common names, trade names, product descriptions etc. even without a particular marking in this work is in no way to be construed to mean that such names may be regarded as unrestricted in respect of trademark and brand protection legislation and could thus be used by anyone.

Publisher:
Südwestdeutscher Verlag für Hochschulschriften
is a trademark of
Dodo Books Indian Ocean Ltd., member of the OmniScriptum S.R.L Publishing group
str. A.Russo 15, of. 61, Chisinau-2068, Republic of Moldova Europe
Printed at: see last page
ISBN: 978-3-8381-2182-6

Zugl. / Approved by: Göttingen, Georg August Universität, Diss., 2010

Copyright © Stefanie Walther
Copyright © 2011 Dodo Books Indian Ocean Ltd., member of the OmniScriptum S.R.L Publishing group

Inhaltsverzeichnis

Inhaltsverzeichnis I
Abkürzungsverzeichnis VI
Abbildungsverzeichnis VIII
Tabellenverzeichnis IX

1 Einleitung 1

1.1 Corticotropin-Freisetzungsfaktor und Urocortine 1
1.1.1 Wirkungen des Corticotropin-Freisetzungsfaktors 1
1.1.2 Corticotropin-Releasing-Faktor-Rezeptoren 1
1.1.3 Expression der Urocortin-Isoformen und der CRF-Rezeptoren 2
1.1.4 Allgemeine Wirkungen der Urocortine 2
1.1.5 Wirkungen der Urocortine auf das Herz-Kreislauf-System 2
1.1.6 Wirkungen der Urocortine in der Herzinsuffizienz 4
1.1.7 Zelluläre Mechanismen, die der Ucn-II-Wirkung am Herzen zugrunde liegen 5

1.2 Stickstoffmonoxid 6
1.2.1 Stickstoffmonoxid (NO) - ein Botenstoff mit vielen Funktionen 6
1.2.2 Die Familie der NO-Synthasen (NOS) 6
 1.2.2.1 Die kardiale nNOS 7
 1.2.2.2 Die kardiale eNOS 7
1.2.3 Regulierung und Aktivierung der eNOS und der Akt 8
 1.2.3.1 Regulation der Phosphorylierung der eNOS 8
 1.2.3.2 Regulierung der Akt-Phosphorylierung 8
 1.2.3.3 Verschiedene Aktivierungswege der eNOS 9
1.2.4 Die Wirkungen von NO in Herzmuskelzellen 10
1.2.5 Wirkungen von NO auf die Kontraktilität 11
1.2.6 NO und die elektromechanische Kopplung 12
 1.2.6.1 NO reguliert den Ca^{2+}-Haushalt des SR 12
 1.2.6.2 NO moduliert die Funktion der L-Typ-Ca^{2+}-Kanäle 13
1.2.7 Die Rolle von NO in der Herzinsuffizienz 14

1.3 Ziele der Arbeit 15

2 Material und Methoden ... 18

2.1 Isolierung von Ventrikel- und Vorhofmyozyten aus Kaninchenherzen 18
- 2.1.1 Lösungen für die Zellisolierung ... 18
  - 2.1.1.1 Ca^{2+}-freie Tyrodelösung ... 18
  - 2.1.1.2 Enzymlösung ... 19
  - 2.1.1.3 Stoplösung ... 19
  - 2.1.1.4 Waschlösung und Kalziumaufbau ... 19
  - 2.1.1.5 Nährlösung ... 20
- 2.1.2 Isolierung der Kardiomyozyten ... 20
- 2.1.3 Ausplattierung und Beladung der isolierten Kardiomyoyzten ... 22

2.2 Messungen von NO in isolierten Kardiomyozyten mit Hilfe von Fluoreszenzfarbstoffen und konfokaler Lasermikoskopie ... 22
- 2.2.1 Beladung der Kardiomyozyten mit DAF-FM-Diazetat ... 22
- 2.2.2 Der NO-Indikator DAF-FM ... 23
- 2.2.3 Die verwendeten Lösungen und Substanzen für die Konfokalmikroskopie ... 24
  - 2.2.3.1 Tyrodelösung ... 24
  - 2.2.3.2 Pharmakologische Hemmung der PI-3-Kinase ... 25
    - 2.2.3.2.1 Blockade der PI-3-Kinase durch ... LY294002 ... 26
    - 2.2.3.2.2 Blockade der PI-3-Kinase durch Wortmannin ... 26
  - 2.2.3.3 Pharmakologische Hemmung der Proteinkinase A durch ... H89 ... 27
  - 2.2.3.4 NO-Donoren ... 27
    - 2.2.3.4.1 S-Nitroso-N-acetyl-penicillamin (SNAP) ... 27
    - 2.2.3.4.2 Spermin-NONOat (SNO) ... 28
  - 2.2.3.5 Pharmakologische Hemmung der NO-Synthasen (NOS) ... 28
    - 2.2.3.5.1 N^G-Nitro-L-Arginin-Methylester (L-NAME) ... 28
    - 2.2.3.5.2 L-N^5-(1-Iminoethyl)-ornithin (L-NIO) ... 28
  - 2.2.3.6 Urocortin II (UcnII) ... 29
- 2.2.4 Bestandteile des konfokalen Lasermikroskops ... 29
- 2.2.5 Beschreibung des konfokalen Lasermikroskops ... 31
- 2.2.6 Das Prinzip der konfokalen Einheit ... 33
- 2.2.7 Auswertung der zellphysiologischen Versuche ... 34

2.3 Molekularbiologische Untersuchungen ... 35

2.3.1	Materialien und Geräte	35
	2.3.1.1 Chemikalien	35
	2.3.1.2 Markerproteine, Kits	36
	2.3.1.3 Antikörper	36
	2.3.1.4 Pharmaka für die molekularbiologischen Untersuchungen	37
	2.3.1.5 Technische Geräte	37
2.3.2	Ausplattieren und Ernten der Ventrikelmyozyten	38
	2.3.2.1 Laminieren der Zellkulturschalen	38
	2.3.2.2 Ausplattierung und Behandlung der Herzmuskelzellen	38
2.3.3	Gewinnung des Myozytenhomogenats	38
2.3.4	Bestimmung der Proteinkonzentration des Myozytenhomogenats	40
2.3.5	SDS-Polyakrylamid-Gelelektrophorese	40
2.3.6	Transfer der Proteine auf eine Nitrozellulose-Membran	42
2.3.7	Immundetektion	44
2.3.8	Auswertung der Western-Immunoblots	46

2.4 Statistische Auswertung 46

3 Ergebnisse 47

3.1 Western-Immunoblot-Untersuchungen zur Urocortin-II-vermittelten Phosphorylierung von Akt und eNOS in Kaninchen-Ventrikelmyozyten 47

3.1.1 Zeitabhängigkeit der Phosphorylierung von Akt am Serin-473 nach Urocortin-II-Gabe 47

3.1.2 Zeitabhängigkeit der Phosphorylierung von Akt am Threonin-308 nach Urocortin-II-Gabe 50

3.1.3 Zeitabhängigkeit der Phosphorylierung der eNOS am Serin-1177 nach Urocortin-II-Gabe 53

3.1.4 Einfluss der Proteinkinase-Hemmstoffe Wortmannin, LY294002 und H89 auf die Ucn-II-induzierte Phosphorylierung von Akt und eNOS 55

3.1.4.1 Wirkung der PI3K-Hemmstoffe Wortmannin und LY294002 auf die Ucn-II-induzierte Akt-Phosphorylierung am Serin-473 56

3.1.4.2 Wirkung der Proteinkinase-Hemmstoffe Wortmannin und H89 auf die Ucn-II-induzierte Akt-Phosphorylierung am Serin-473 59

3.1.4.3 Wirkung der Proteinkinase-Hemmstoffe Wortmannin und H89 auf die Ucn-II-induzierte Akt-Phosphorylierung am Threonin-308 61

3.1.4.4 Wirkung der Proteinkinase-Hemmstoffe Wortmannin und H89 auf die Ucn-II-induzierte eNOS-Phosphorylierung am Serin-1177 63

3.2 **Funktionelle Untersuchung zur Urocortin-II-induzierten Stimulierung der zellulären NO-Produktion und fraktionellen Verkürzung in Kaninchen-Ventrikelmyozyten** 64

3.2.1 Zeitabhängigkeit der Ucn-II-induzierten NO-Bildung 65

3.2.2 Wirkungen verschiedener Hemmstoffe auf die Ucn-II-induzierte NO-Bildung 68

3.2.2.1 Die Wirkung von L-NIO auf die Ucn-II-induzierte NO-Bildung 68

3.2.2.2 Die Wirkungen der eNOS- und Proteinkinase-Hemmstoffe auf die Ucn-II-induzierte NO-Bildung und die fraktionelle Verkürzung 71

3.2.3 Funktionelle Untersuchung der Ucn-II-Wirkung auf die NO-Produktion und die fraktionelle Verkürzung in unterschiedlichen Spezies 73

4 Diskussion 77

4.1 **Ucn-II-induzierte Phosphorylierung von Akt und eNOS** 78

4.1.1 Mögliche Mechanismen für den zeitabhängigen Rückgang der Ucn-II-induzierten Akt- und eNOS-Phosphorylierung 79

4.1.2 UcnII - ein langsam wirkendes Peptid? 80

4.2 **Einflüsse verschiedener Proteinkinase-Hemmstoffe auf die Ucn-II-induzierte Phosphorylierung von Akt und eNOS** 81

4.3 **Ucn-II-induzierte NO-Bildung** 83

4.4 **Wirkung verschiedener Proteinkinase-Hemmstoffe auf die Ucn-II-induzierte NO-Bildung** 85

4.5 **Ucn-II-induzierte Stimulierung der NO-Bildung in Kardiomyozyten verschiedener Säugerherzen** 86

4.6 **Physiologische Bedeutung der Ucn-II-induzierten eNOS-Stimulierung** 89

5 Zusammenfassung 92

Inhaltsverzeichnis

6 Literaturverzeichnis **94**

Abkürzungsverzeichnis

AC	Adenylatzyklase
Akt	Proteinkinase B
ANP	atriales natriuretisches Peptid
ATP	Adenosintriphosphat
ß-AR	ß-adrenerger Rezeptor
BNP	B-Typ natriuretisches Peptid
Ca^{2+}	Kalzium-Ion
cAMP	zyklisches Adenosinmonophosphat
cGMP	zyklisches Guanosinmonophosphat
CRF-R	Corticotropin-Releasing-Faktor-Rezeptor
DCM	dilatative Kardiomyopathie
eNOS	endotheliale NO-Synthase
ERK 1/2	Extrazellulär regulierte Kinasen 1/2 (= p44/42)
ET-1	Endothelin-1
GIT	Gastrointestinaltrakt
GPCR	G-Protein-gekoppelter Rezeptor
GRK	G-Protein-gekoppelte Rezeptorkinase
G_i	inhibierendes G-Protein
G_s	stimulierendes G-Protein
HCM	hypertrophe Kardiomyopathie
H_2-R	Histamin-H_2-Rezeptor
5-HT_4-R	Serotonin-5-HT_4-Rezeptor
HZV	Herzzeitvolumen
$I_{Ca,L}$	L-Typ-Ca^{2+}-Strom
IC_{50}	Hemmkonstante; Konzentration, bei der halbmaximale Hemmung eintritt
ICM	ischämische Kardiomyopathie
IDCM	idiopathische dilatative Kardiomyopathie
iNOS	induzierbare NO-Synthase
LVEF	linksventrikuläre Ejektionsfraktion
MAPK	Mitogen-aktivierte Proteinkinase

Abkürzungsverzeichnis

M_2-R	muskarinerger M_2-Rezeptor
NO	Stickstoffmonoxid
nNOS	neuronale NO-Synthase
NYHA	New York Heart Association
p44/42	p44/42 Mitogen-aktivierte Proteinkinase (= ERK1/2)
PDE	Phosphodiesterase
PDK	PtdIns(3,4,5)P_3-dependent Kinase
PI3K	Phosphatidylinositol-3-OH-Kinase
PIP_3	Phosphatidylinositol (3,4,5)-trisphosphat
PKA	Proteinkinase A
PKG	Proteinkinase G
PLB	Phospholamban
RyR	Ryanodin-Rezeptor
SERCA	Ca^{2+}-ATPase des SR
sGC	lösliche Guanylatzyklase
SR	sarkoplasmatisches Retikulum
TnC	Troponin C
TnI	Troponin I
Ucn (I, II, III)	Urocortin (I, II, III)

Abbildungsverzeichnis

Abb. 1.1	Schematische Darstellung der Wirkungen von Urocortin II und NO in einem Kardiomyozyten	15
Abb. 2.1	Reaktionsschema für den Nachweis von NO durch DAF-FM-Diazetat	23
Abb. 2.2	Fluoreszenz-Emissions-Spektren von DAF-FM in Lösungen von 0-1,2 μM NO	24
Abb. 2.3	NO-Synthase-Produktion von NO und L-Citrullin aus L-Arginin und Sauerstoff	25
Abb. 2.4	Mechanismus der spontanen NO-Freisetzung durch SNAP	27
Abb. 2.5	Mechanismus der spontanen NO-Freisetzung durch SNO	28
Abb. 2.6	Darstellung des konfokalen Lasermikroskops	31
Abb. 2.7	Abbildung ventrikulärer Herzmuskelzellen	32
Abb. 2.8	Schema des Nipkowscheibensystems	33
Abb. 2.9	Schematische Darstellung einer Nitrozellulose-Membran	44
Abb. 3.1	Zeitabhängigkeit der Ucn-II-induzierten Akt-Phosphorylierung am Serin-473	48
Abb. 3.2	Zeitabhängigkeit der Ucn-II-induzierten Akt-Phosphorylierung am Threonin-308	51
Abb. 3.3	Zeitabhängigkeit der Ucn-II-induzierten eNOS-Phosphorylierung am Serin-1177	53
Abb. 3.4	Wirkungen der PI3K-Hemmstoffe Wortmannin und LY294002 auf die Ucn-II-induzierte Akt-Phosphorylierung am Serin-473	57
Abb. 3.5	Wirkungen der Proteinkinase-Hemmstoffe Wortmannin und H89 auf die Ucn-II-induzierte Akt-Phosphorylierung am Serin-473	59
Abb. 3.6	Wirkungen von Wortmannin und H89 auf die Ucn-II-induzierte Akt-Phosphorylierung am Threonin-308	61
Abb. 3.7	Wirkungen von Wortmannin und H89 auf die Ucn-II-induzierte eNOS-Phosphorylierung am Serin-1177	63
Abb. 3.8	Originalabbildungen zweier Zellen, beladen mit dem NO-Indikator DAF-FM, in Ab- und Anwesenheit von UcnII	65

Abb. 3.9	Ucn-II-Wirkung auf die NO-Produktion und die fraktionelle Verkürzung	66
Abb. 3.10	Originalabbildungen eines Kaninchen-Ventrikelmyozyten nach der Vorinkubation mit L-NIO	68
Abb. 3.11	Wirkung von UcnII in Gegenwart von L-NIO auf die NO-Bildung und die fraktionelle Verkürzung im Vergleich zu UcnII allein	69
Abb. 3.12	Die Wirkungen der eNOS- und Proteinkinase-Hemmstoffe auf die Ucn-II-induzierte NO-Produktion und die fraktionelle Verkürzung	71
Abb. 3.13	Die Wirkungen von UcnII auf die NO-Produktion und die fraktionelle Verkürzung in verschiedenen Spezies	74
Abb. 4.1	Schematische Darstellung der Ucn-II-induzierten Signalkaskaden in einem Kardiomyozyten	89

Tabellenverzeichnis

Tab. 2.1	Ca^{2+}-freie Tyrodelösung	18
Tab. 2.2	Enzymlösung	19
Tab. 2.3	Stoplösung	19
Tab. 2.4	Nährlösung	20
Tab. 2.5	Tyrodelösung	25
Tab. 2.6	Bestandteile des konfokalen Lasermikroskops	30
Tab. 2.7	Übersicht der verwendeten Pharmaka und deren Konzentrationen	37
Tab. 2.8	Homogenisierungspuffer	39

1 Einleitung

1.1 Corticotropin-Freisetzungsfaktor und Urocortine

1.1.1 Wirkungen des Corticotropin-Freisetzungsfaktors

Bereits 1955 kam es zur Entdeckung des hypothalamischen Corticotropin-Freisetzungsfaktors (corticotropin releasing factor/hormone, CRF/CRH) und dem Nachweis der daraus resultierenden Stimulation der Freisetzung des adrenocorticotropen Hormons (ACTH) aus dem Hypophysenvorderlappen (Guillemin und Rosenberg 1955; Saffran und Schally 1955). Das hypothalamische Peptidhormon CRF, bestehend aus 41 Aminosäuren, spielt eine wichtige Rolle in der Regulation der Hypothalamus-Hypophysen-Nebennieren-Achse und vermittelt endokrine, autonome und Verhaltensantworten auf Stress. Die CRF-induzierte ACTH-Freisetzung führt zu einer Stimulation der Kortisolsynthese und -ausschüttung aus der Nebennierenrinde. Im Rahmen eines negativen Rückkoppelungs-mechanismus werden die Synthese und Freisetzung des CRF durch Kortisol gehemmt (Vale et al. 1981, Koob und Heinrichs 1999, Parkes und May 2000).

1.1.2 Corticotropin-Releasing-Faktor-Rezeptoren

Die CRF-Rezeptoren (CRF-R) sind G-Protein-gekoppelte Rezeptoren, deren Wirkungen über Aktivierung der Adenylatzyklase (AC) vermittelt werden. Zwei Isoformen der CRF-R sind bekannt. Der CRF-R Typ 1 (CRF_1-R) wird in vielen Bereichen des Gehirns exprimiert, sowie in den Gonaden und der Haut. Vom CRF_2-R sind zwei Splicevarianten bekannt. Eine Splicevariante, CRF_2-R alpha (CRF_2-Rα), wird in Nagetieren hauptsächlich im Gehirn exprimiert, wohingegen die zweite Splicevariante, CRF_2-R beta (CRF_2-Rβ), im ZNS, im Skelettmuskel, im Gastrointestinaltrakt (GIT) und im Herzen vorkommt. Im Gegensatz zu Nagetieren wird der humane CRF_2-Rα dagegen im Gehirn und in der Peripherie (GIT, Herz, Skelettmuskel) gefunden, wohingegen der humane CRF_2-Rβ hauptsächlich im Gehirn exprimiert wird. Die relativ niedrige Affinität von CRF für den CRF_2-R ist ein

Hinweis auf das Vorkommen von CRF-ähnlichen Liganden, wie z.B Urocortin (Perrin und Vale 1999, Kimura et al. 2002).

1.1.3 Expression der Urocortin-Isoformen und der CRF-Rezeptoren

Die CRF-Familie umfasst mindestens 4 verschiedene Peptide. Dazu zählen neben dem CRF die Urocortine I, II und III. Die Isoformen des Urocortins unterscheiden sich u.a. in der Zusammensetzung und Anzahl der Aminosäuren: Urocortin I (UcnI) besteht aus 40 Aminosäuren, Urocortin II (UcnII, stresscopin-related peptide) aus 43 Aminosäuren und Urocortin III (UcnIII, stresscopin) aus 40 Aminosäuren. UcnI und CRF binden und aktivieren den CRF_1-R mit ähnlich hoher Affinität. An den CRF_2-R bindet UcnI mit höherer Affinität, wohingegen CRF mit einer 10-fach geringeren Affinität an diesen Rezeptor bindet. UcnII und UcnIII dagegen sind selektive Agonisten des CRF_2-R (Lewis et al. 2001; Reyes et al. 2001, Wiley and Davenport 2004).

Im Herzen wird nahezu ausschließlich der CRF_2-R exprimiert. Sowohl UcnI als auch UcnII und der CRF_2-R werden in allen vier Kammern des Herzens exprimiert (Hsu und Hsueh 2001, Kimura et al. 2002, Wiley and Davenport 2004).

1.1.4 Allgemeine Wirkungen der Urocortine

Die Wirkungen des CRF und der Urocortine sind vielfältig. Wirkungen auf das hormonelle System, auf die Modulation von Verhaltensweisen bei Angst und Stressreaktionen, auf die Nahrungsaufnahme, auf den Gastrointestinaltrakt und das kardiovaskuläre System sind beschrieben worden (Parkes und May 2000).

1.1.5 Wirkungen der Urocortine auf das Herz-Kreislauf-System

Urocortin bewirkt eine Vasodilatation, die zu einer Senkung des systemischen peripheren Widerstandes führt. Außerdem verbessert Urocortin den koronaren Blutfluss, und es erhöht die Herzfrequenz (positiv-chronotroper Effekt), die kardiale Kontraktilität (positiv-inotroper Effekt) und die Relaxation (positiv-lusitroper Effekt).

1 Einleitung

Dies mündet in einer Zunahme des Herzzeitvolumens (HZV) (Ikeda et al. 2003, Charles et al. 2004, Ng et al. 2004, Wiley und Davenport 2004, Davis et al. 2007a). Neben dem HZV kann UcnII auch die linksventrikuläre Ejektionsfraktion am gesunden Menschen steigern, sowie hormonale und renale Effekte hervorrufen. Es kann bei einer hohen Konzentration von UcnII (100 µg) zu einer Steigerung von Angiotensin II, Noradrenalin, Plasma-Renin-Aktivität sowie des zyklischen Guanosinmonophosphat-Spiegels (cGMP) in den ersten 2 Stunden nach Ucn-II-Infusion kommen. Renal kommt es zu einer Abnahme des Urinvolumens, der Natrium- und Kaliumausscheidung sowie der Kreatinin-Clearance (Davis et al. 2007a). Diese Wirkungen des Urocortins auf die Herzfunktion werden weder über das autonome Nervensystem (Parkes and May 2000) noch über β-adrenerge Rezeptoren vermittelt (Bale et al. 2004). Der Nachweis, dass im Herzen fast ausschließlich der CRF_2-R exprimiert wird (Hsu und Hsueh 2001, Kimura et al. 2002, Wiley and Davenport 2004), führte zu der Hypothese, dass die kardialen Wirkungen der Urocortine über den CRF_2-R vermittelt werden. CRF_2-R-Knockout-Mäuse zeigten keine Änderungen der kardialen Kontraktilität oder des Blutdruckes nach Gabe von Urocortin (Bale et al. 2004). Dieses Ergebnis deutet darauf hin, dass die kardialen Wirkungen von Urocortin eine spezifische Funktion des CRF_2-R sind. Es gibt Hinweise darauf, dass die Urocortine über unterschiedliche Signalwege kardioprotektive Wirkungen auf das Myokard ausüben können (Brar et al. 2000, Parkes und May 2000, Ng et al. 2004, Liu et al. 2005). UcnI erhöht die Ausschüttung der natriuretischen Peptide (atriales natriuretisches Peptid, ANP, und B-Typ natriuretisches Peptid, BNP) während Hypoxie und Ischämie und reduziert dadurch den Zelltod der Herzmuskelzellen (Ikeda et al. 1998, Parkes und May 2000, Ng et al. 2004). Neben der gesteigerten ANP- und BNP-Freisetzung scheinen noch weitere Einflüsse an der schützenden Wirkung der Urocortine am Herzen beteiligt zu sein. So konnte gezeigt werden, dass die kardioprotektiven Wirkungen der Urocortine ebenfalls über Aktivierung von Mitogen-aktivierten Proteinkinasen (MAPK) vermittelt werden können. Urocortin induziert möglicherweise über den PI-3-Kinase/Akt-Signalweg die ERK1/2-p44/42-Phosphorylierung, die die Herzmuskelzellen vor dem Zelltod schützt (Brar et al. 2000, Brar et al. 2002). Liu et al. (2005) untersuchten die Bedeutung freier Radikale für die protektiven Effekte der

Urocortine unter Ischämie-Reperfusions-Bedingungen. Sie konnten nachweisen, dass die Infarktzone unter Urocortin signifikant verkleinert war (Liu et al. 2005).

1.1.6 Wirkungen der Urocortine in der Herzinsuffizienz

Aufgrund der günstigen hämodynamischen Wirkungen der Urocortine wurden im Rahmen mehrerer Studien die Expression und die Wirkung der Urocortine in der Herzinsuffizienz untersucht. Verschiedene Arbeitsgruppen konnten nachweisen, dass Urocortin und der CRF_2-R, sowie die Plasmakonzentration von Urocortin bei Patienten mit kardiovaskulären Erkrankungen (Dilatative Kardiomyopathie (DCM), Hypertrophe Kardiomyopathie (HCM)), insbesondere in der frühen Phase, erhöht sind (Nishikimi et al. 2000, Ikeda et al. 2003, Charles et al. 2004, Ng et al. 2004). Ng et al. zeigten ebenfalls, dass die Urocortin-Plasmakonzentration mit zunehmendem Alter und mit steigender NYHA-Klasse wieder abnimmt (Ng et al. 2004).
Es wurden verschiedene kardiovaskuläre Wirkungen von Ucn in der Herzinsuffizienz nachgewiesen. In einem Mausmodell mit DCM konnten Bale et al. zeigen, dass die intravenöse Bolus-Gabe von Urocortin II den peripheren Widerstand und damit die Nachlast senkte, die linksventrikuläre Funktion verbesserte und so das Herzzeitvolumen steigerte (Bale et al. 2004). In einem Schafmodell, in dem Herzinsuffizienz durch Schrittmacher-induzierte Tachykardie ausgelöst wurde, bewirkten die Urocortine (UcnI, II & III) eine Reduktion des totalen peripheren Widerstandes und des linksventrikulären Füllungsdruckes mit folgender Abnahme der kardialen Nachlast und Erhöhung des Herzzeitvolumens. In gesunden Schafen dagegen erhöhten die Urocortine zwar das Herzzeitvolumen, führten jedoch zu keinen Veränderungen des peripheren Widerstandes und des Vorhofdruckes (Rademaker et al. 2002, Rademaker et al. 2005, Rademaker et al. 2006).
Neben den zahlreichen direkten kardialen Wirkungen konnten ebenfalls hormonale und renale Effekte von Urocortin in der Herzinsuffizienz nachgewiesen werden. Urocortine reduzierten dosisabhängig den Plasmaspiegel verschiedener Hormone wie Vasopressin, Endothelin 1 (ET-1), Aldosteron, ANP und BNP und Adrenalin und hemmten die Renin-Angiotensin-Aldosteron-Achse. Renal wurde eine Erhöhung des Urinvolumens, der Natrium- und Kaliumausscheidung und der Kreatinin-Clearance

beobachtet (Rademaker et al. 2002, Charles et al. 2004, Rademaker et al. 2005, Rademaker et al. 2006). Es gibt auch erste Studien zur Wirkung von Urocortin bei der menschlichen Herzinsuffizienz. Davis et al. (2007b) untersuchten die Ucn-II-Wirkungen an 8 männlichen Patienten mit Herzinsuffizienz (ischämische Kardiomyopathie (ICM) und idiopathische dilatative Kardiomyopathie (IDCM)). Nach erfolgter Infusion entweder eines Placebo oder von UcnII (25µg und 100µg) wurden verschiedene hämodynamische Parameter untersucht. UcnII bewirkte einen Anstieg der Herzfrequenz sowie der Ejektionsfraktion mit folgender Steigerung des Herzzeitvolumens. Ebenso wie im Schaf-Herzinsuffizienz-Modell wurde der systemische vaskuläre Widerstand gesenkt. Im Gegensatz dazu jedoch wurden das Urin-Volumen und die Natrium-Ausscheidung gesenkt und der Hormonspiegel blieb, bis auf einen Anstieg des NTproBNP und ACTH, unverändert (Davis et al. 2007b).

1.1.7 Zelluläre Mechanismen, die der Ucn-II-Wirkung am Herzen zugrunde liegen

Die zellulären Mechanismen, die den hämodynamischen Wirkungen von Ucn im Herzen zugrunde liegen, wurden bisher kaum charakterisiert. Die CRF_2-R sind G_s-Protein-gekoppelte Rezeptoren (Perrin und Vale 1999), deren Wirkungen vermutlich über eine Signalkaskade vermittelt werden, die die Aktivierung des G_s-Proteins (G_s) und der Adenylatzyklase (AC) umfasst mit nachfolgend gesteigerter Bildung von cAMP und erhöhter Aktivität der Proteinkinase A (PKA) (Nishikimi et al. 2000). Unsere Arbeitsgruppe charakterisierte erstmals die zellulären Mechanismen, die den Wirkungen von UcnII auf adulte, isolierte Herzmuskelzellen zugrunde liegen (Yang et al. 2006). Wir fanden direkte Hinweise für einen positiv-inotropen und positiv-lusitropen Effekt von UcnII. UcnII erhöhte die fraktionelle Verkürzung und beschleunigte die Kontraktion und die Relaxation. In Gegenwart von Antisauvagine-30, einem selektiven CRF_2-R-Antagonisten, oder von H89, einem Blocker der PKA, waren diese Wirkungen von UcnII größtenteils aufgehoben. Ebenfalls konnte eine Zunahme der Amplitude des $[Ca^{2+}]_i$-Transienten, ein beschleunigter Abfall des $[Ca^{2+}]_i$-Transienten, eine Vergrößerung des L-Typ-Ca^{2+}-Einstromes ($I_{Ca,L}$), sowie eine Erhöhung des SR-Ca^{2+}-Gehaltes und der fraktionellen SR-Ca^{2+}-Freisetzung nach

Gabe von UcnII nachgewiesen werden. Diese Ergebnisse zeigen, dass UcnII in Ventrikelmyozyten über CRF_2-R-vermittelte Stimulation der PKA Ca^{2+}-abhängig positiv-inotrop und positiv-lusitrop wirkt.

1.2 Stickstoffmonoxid

1.2.1 Stickstoffmonoxid (NO) - ein Botenstoff mit vielen Funktionen

Seit der Entdeckung des „endothelium-derived relaxing factor" (EDRF) als vasoaktive Substanz im menschlichen Organismus und der Aufklärung, dass die beobachtete Vasodilatation durch endogene Bildung von Stickstoffmonoxid (NO) ausgelöst wird (Furchgott und Zawazki 1980), ist die Erforschung der Wirkungen von NO in Hinsicht auf die physiologische Regulation des Herzkreislaufsystems Gegenstand zahlreicher Studien.

Das kurzlebige Radikal NO ist ein wichtiger physiologischer Mediator mit vielfältigen biologischen Funktionen, wie z.B. der Vasodilatation, der Hemmung der Plättchenadhäsion und -aggregation (Pinsky et al. 1997, Maisson et al. 2003) sowie der Hemmung der Leukozytenadhäsion (Moncada und Higgs 1993). Die Produktion großer NO-Mengen durch die induzierbare NO-Synthase (iNOS) dagegen hat zytotoxische Wirkung und spielt eine wichtige Rolle in der unspezifischen Immunabwehr gegen Bakterien (Granger und Hibbs 1996).

1.2.2 Die Familie der NO-Synthasen (NOS)

In Säugetieren wurden drei verschiedene Isoformen der NO-Synthase beschrieben: die neuronale NO-Synthase (nNOS, NOS1), die induzierbare NO-Synthase (iNOS, NOS2) und die endotheliale NO-Synthase (eNOS, NOS3). Die NO-Synthasen oxidieren L-Arginin zu L-Citrullin und NO. Die Oxidation erfolgt am terminalen Guanidin-Stickstoff von L-Arginin mit Hilfe der Ko-Substrate Sauerstoff und NADPH (Michel unf Feron 1997).

Die Familie der NO-Synthasen wird in die Subfamilie der konstitutiven NO-Synthasen (nNOS und eNOS) und der induzierbaren NO-Synthasen (iNOS) unterteilt (Hare

2003). Die Ca^{2+}/Calmodulin- und phosphorylierungsabhängige Aktivierung der konstitutiven NO-Synthasen resultiert in der Produktion kleiner NO-Mengen, die z.B. die Gefäßweite und die Plättchenaggregation modulieren. Dagegen ist für die durch Zytokine induzierte Aktivierung der iNOS die mehrere Stunden benötigende Proteinneusynthese notwendig, woraus aber die Produktion großer Mengen NO zur Immunabwehr resultiert (Bredt und Snyder 1990, Pollock et al. 1991, Kleinert et al. 2003). Indem es mit Superoxidanionen zu dem stark toxischen Peroxynitrit reagiert, kann NO einen unspezifischen toxischen Effekt ausüben (Beckmann und Koppenol 1996).

1.2.2.1 Die kardiale nNOS

Die nNOS ist in Kardiomyozyten lokalisiert in Vesikeln des sarkoplasmatischen Retikulums (SR) (Xu KY et al. 1999). Sie kolokalisiert dort mit dem Ryanodin-Rezeptor. Ebenso wie die eNOS kann die nNOS mit Caveolin interagieren und in ihrer Funktion gehemmt werden. Die nNOS kann sowohl über Ca^{2+}/Calmodulin (Hare 2003) als auch durch Phosphorylierung an Ser1412 (Gingerich und Krukoff 2008) aktiviert werden und so den $SR-Ca^{2+}$-Zyklus beeinflussen (Hare 2003).

1.2.2.2 Die kardiale eNOS

In Herzmuskelzellen ist die eNOS in den Caveolae des Sarkolemms und der transversalen Tubuli (T-Tubuli) lokalisiert. Dort ist die eNOS an Caveolin-3 gebunden (Feron et al. 1998a, Feron et al. 1998b, Hare 2003). Caveolin-3 ist ein Gerüstprotein und ein negativer Regulator der eNOS-Funktion, der die basale Aktivität der eNOS unterdrückt (Feron et al. 1998b, Maisson et al. 2003). Die eNOS ist gekoppelt an verschiedene Rezeptoren, einschließlich muskarinerger, ß-adrenerger und Bradykinin-Rezeptoren (Hare 2003). Die Aktivierung der eNOS erfolgt zum einen über Ca^{2+}/Calmodulin durch Erhöhung der intrazellulären $[Ca^{2+}]_i$ (Zhang XP und Hintze 2006) und zum anderen direkt über die Phosphorylierung des Serin-Restes 1177 durch Akt (Proteinkinase B, PKB) (Dimmeler et al. 1999).

1.2.3 Regulierung und Aktivierung der eNOS und der Akt

1.2.3.1 Regulation der Phosphorylierung der eNOS

Die eNOS, bestehend aus einer amino-terminalen Oxygenase-Domäne, einer carboxyl-terminalen Reduktase-Domäne und einer Ca^{2+}/Calmodulin-Bindungsdomäne, wird über vielfache Mechanismen reguliert (McCabe et al. 2000). Zwei Phosphorylierungstellen der eNOS, Ser1177 in der Carboxyl-Domäne und Thr495 in der Ca^{2+}/Calmodulin-Bindungsdomäne, wurden bisher eingehend studiert (Zhang XP und Hintze 2006). Die Phosphorylierung der eNOS an Ser1177 reduziert die Ca^{2+}-Abhängigkeit des Enzyms (Chen et al. 1999), führt zu einer Steigerung des Elektronen-Flusses aus der Reduktase-Domäne (McCabe et al. 2000) und erhöht die Enzymaktivität (Dimmeler et al. 1999, Fulton et al. 1999, Gallis et al. 1999). Im Gegensatz dazu führt die Phosphorylierung an Thr495 zu einer Steigerung der Ca^{2+}/Calmodulin-Abhängigkeit des Enzyms und verringert so die eNOS-Aktivität (Fleming et al. 2001, Michell et al. 2001). Verschiedene Proteinkinasen (PKA, Akt, PKC und CaMKII) können die eNOS an Ser1177 phosphorylieren und/oder die Dephosphorylierung der eNOS an Thr495 koordinieren und führen so zu einer Steigerung der eNOS-Aktivität (Zhang XP und Hintze 2006).

Die eNOS-Aktivität kann außerdem gesteigert werden durch rezeptorabhängige und –unabhängige Agonisten, die die intrazelluläre Konzentration an freiem Ca^{2+} ($[Ca^{2+}]_i$) und die Verbindung des Ca^{2+}/Calmodulin-Komplexes mit der eNOS erhöhen (Zhang XP und Hintze 2006).

1.2.3.2 Regulierung der Akt-Phosphorylierung

Akt ist eine Ser/Thr Kinase mit einer N-terminalen PH-Domäne, einer Kinase-Domäne und einer C-terminalen regulatorischen Domäne (Vanhaesebroeck und Alessi 2000). Akt kann an zwei Aminosäure-Resten, Threonin-308 (in der Kinase-Domäne) und Serin-473 (in der regulatorischen Domäne), phosphoryliert und dadurch aktiviert werden (Coffer et al. 1998). Alessi et al. hatten bereits Mitte der 1990er Jahre Hinweise darauf, dass diese zwei Reste unabhängig voneinander reguliert werden (Alessi et al. 1996).

1 Einleitung

Die Phosphorylierung am Thr308 erfolgt über den PI3K/PIP$_3$/PDK1-Signalweg und ist wesentlich für die Akt-Aktivität (Coffer et al. 1998, Williams et al. 2000). Feng und Mitarbeiter demonstrierten in HEK293-Zellen, dass die Phosphorylierung der Akt am Ser473 die Akt-Aktivität zusätzlich um ca. das 10-Fache erhöht. Die Akt-Ser473-Phosphorylierung verläuft unabhängig von PIP$_3$ und PDK-1 (Feng et al. 2004).

Die PI3K stimuliert die Akt entweder über eine direkte Bindung von 3D-phosphorylierten Phosphoinositiden an die PH-Domäne der Akt selbst oder über die zwischengeschalteten Akt-Kinasen PDK-1 und PDK-2 (Coffer et al. 1998, Murga et al. 1998). Eine Phosphorylierung dieser spezifischen Aminosäure-Reste führt zu einer Aufhebung der intermolekularen Hemmung und zur Aktivierung der Kinase (Coffer et al. 1998). Aktivierte Akt löst sich von der Plasmamembran und diffundiert durch das Zytosol zu den verschiedenen Zielproteinen (z.B. der eNOS) (Vanhaesebroeck und Alessi 2000). Dimmeler et al. (1999) zeigten, dass Akt die eNOS am Serin-1177 phosphorylieren kann. Diese Phosphorylierung der eNOS durch die Akt stellt einen Hauptmechanismus für die Ca^{2+}-unabhängige Aktivierung der eNOS dar (Dimmeler et al. 1999).

1.2.3.3 Verschiedene Aktivierungswege der eNOS

Der Nachweis, dass die eNOS an verschiedene Rezeptoren gekoppelt ist, deutet auf eine komplexe Regulation der eNOS-Aktivität hin. Die Beobachtung, dass NO die ß-adrenerge Erhöhung der Kontraktilität hemmt, ist ein Hinweis darauf, dass NO an einem endogenen negativen Feedback-Mechanismus der kontraktilen Reserve teilnimmt (Hare 2003). Diese Hypothese wird durch die Befunde unterstützt, dass ß-adrenerge Agonisten die Ca^{2+}-sensitive eNOS aktivieren und die NO-Produktion direkt stimulieren können (Hare 2003, Maisson et al. 2003). Der negative Feedback-Mechanismus wird vermutlich über ß$_3$-adrenerge Rezeptoren (ß$_3$-AR) reguliert. ß$_3$-AR sind kolokalisiert mit der eNOS, und durch ß$_3$-AR-selektive Agonisten wird ein NO-gekoppelter, negativ-inotroper Effekt im humanen Myokard hervorgerufen. ß3-AR-Knockout-Mäuse dagegen weisen keine NO-abhängige Hemmung der ß-AR-stimulierten, myokardialen Kontraktilität auf (Hare 2003).

ß$_2$-adrenerge Rezeptoren (ß$_2$-AR) sind ebenfalls in den Caveolae lokalisiert (Steinberg und Brunton 2001). Dies könnte darauf hin deuten, dass die ß$_2$-AR-

Funktionen ebenfalls durch lokale NO-Signale reguliert werden können. $ß_2$-AR sind sowohl gekoppelt über G_s-Protein an die AC, als auch über G_i-Protein an die PI3K. Dedkova et al. (2002) und Wang YG et al. (2002) demonstrierten, dass $ß_2$-AR-Agonisten sowohl über die AC, als auch über den PI3K/Akt/eNOS-Signalweg mit folgendem NO-Anstieg den cAMP-Spiegel stimulieren können und so könnte der NO-Spiegel an der $ß_2$-AR-vermittelten Regulation des $I_{Ca,L}$ beteiligt sein (Dedkova et al. 2002, Wang YG et al. 2002).

Dedkova et al. (2003) konnten eine Acetylcholin (ACh)-induzierte Zunahme der NO-Produktion in Vorhofmyozyten nachweisen. Die ACh-induzierte NO-Produktion wird über einen muskarinergen Rezeptor vermittelt, der eine G_i-Protein/PI3K/Akt-Signalkaskade aktiviert und den spannungsaktivierten Ca^{2+}-Einstrom stimuliert. Dies stimuliert die eNOS-Aktivität (Dedkova et al. 2003).

1.2.4 Die Wirkungen von NO in Herzmuskelzellen

Die Wirkungen von NO in Herzmuskelzellen sind vielfältig und werden über eine Reihe verschiedener Mechanismen hervorgerufen. Einer der wichtigsten Signalwege von NO ist die Aktivierung der löslichen Guanylatzyklase (sGC). Die vorwiegend durch die eNOS induzierte Aktivierung der sGC erfolgt bei einer niedrigen NO-Konzentration mit einem EC_{50} von 100 nM (Hare 2003). Die daraus resultierende Produktion von zyklischem Guanosinmonophosphat (cGMP) wiederum aktiviert die Proteinkinase G (PKG), die eine Vielzahl von Proteinen phosphorylieren und deren Funktion dadurch modulieren kann (Maisson et al. 2003).

Die PKG-induzierte Phosphorylierung von Troponin I (TnI) führt zu einer Abnahme der Ca^{2+}-Sensitivität der Myofilamente, welches zu einer Dissoziation des Ca^{2+} von Troponin C (TnC) führt. Dies führt zu einer Verbesserung der Relaxation (Layland et al. 2002, Layland et al. 2005, Hare 2003). Zum anderen kann die cGMP-abhängige Aktivierung der PKG zu einer Hemmung des L-Typ Ca^{2+}-Einstroms führen und so die ß-adrenerge Stimulation abschwächen (Han et al. 1995, Maisson et al. 2003).

Der cGMP-abhängige Mechanismus führt auch zur Regulierung des zyklischen Adenosinmonophosphat (cAMP)-Spiegels über Aktivierung oder Hemmung der Phosphodiesterasen. Phosphodiesterase II (PDE II) wird durch cGMP stimuliert, bewirkt eine Hydrolyse des cAMP und kann so zu einer Senkung des cAMP-Spiegels führen. Phosphodiesterase III (PDE III) dagegen wird durch cGMP gehemmt, indem cGMP das cAMP aus der PDE-III-Bindung verdrängt und so die cAMP-Hydrolyse vermindert. Dies führt zu einer Erhöhung des cAMP-Spiegels (Han et al. 1995, Fischmeister und Méry 1996). Hohe NO-Konzentrationen mit folgendem hohen Anstieg des cGMP-Spiegels führen zu einer Stimulation der PDE-II-Aktivität und so zu einer Abschwächung der ß-adrenergen Wirkung, wohingegen niedrige NO-Konzentrationen mit folgendem niedrigen cGMP-Spiegel zu einer Hemmung der PDE-III-Aktivität mit anschließender Verstärkung der ß-adrenergen Wirkung führen (Méry et al. 1993, Layland et al. 2002, Maisson et al. 2003).

Ein zweiter wichtiger biologischer Signalmechanismus für NO ist die Transnitrosylierung von Proteinen, die unabhängig vom sGC/cGMP/PKG-Signalweg direkt Zellfunktionen beeinflussen kann (Stoyanovsky et al. 1996, Hare 2003). Bei der Transnitrosylierung reagiert NO mit den Schwefelresten funktioneller Gruppen von Proteinen (Hare 2003). Verschiedene funktionelle Gruppen von Proteinen stehen für nitrosative Reaktionen von NO zur Verfügung. Das bevorzugte Ziel sind jedoch regulatorische Thiole (SH-Gruppen) von Proteinen (Simon et al. 1996). Durch die Transnitrosylierung werden verschiedene Proteine aktiviert, die an der elektromechanischen Kopplung beteiligt sind, einschließlich der L-Typ-Ca^{2+}-Kanäle und der Ryanodin-Rezeptoren (RyR) (Hare 2003).

1.2.5 Wirkungen von NO auf die Kontraktilität

Die Wirkungen von NO auf die basale kardiale Kontraktilität werden in der Literatur kontrovers diskutiert. Es wurden sowohl positive, negative als auch keine Änderungen der basalen Kontraktilität nach Erhöhung von NO beobachtet. Diese Ergebnisse weisen darauf hin, dass NO sowohl positive als auch negative Einflüsse auf die Kontraktilität ausüben kann und dass beide Effekte physiologisch relevant sind für die elektromechanische Kopplung (Hare 2003).

Die Wirkungen von NO sind in einer konzentrationsabhängigen Weise bimodal (Kodja et al. 1996, Maisson et al. 2003). Niedrige Konzentrationen von NO bewirken eine Zunahme der Zellverkürzung, wohingegen hohe Konzentrationen (hervorgerufen durch hohe Dosen von NO-Donoren oder durch Aktivierung der iNOS) eine Abnahme der Zellverkürzung bewirken (Kodja et al. 1996).

Pinsky et al. (1997) zeigten, dass die NO-Produktion im Herzen mit dem Ca^{2+}-Zyklus schwankt. Die Schwankungen liegen im submikromolaren Bereich. Ein NO-Maximum wird in der späten Diastole erreicht. Andere Studien (Wollenberger et al. 1973) zeigten, dass die cGMP-Konzentration in Kardiomyozyten ebenfalls während des Ca^{2+}-Zyklus schwankt und dass ein cGMP-Maximum in der späten Diastole erreicht wird. Diese Studien deuten darauf hin, dass die NO-Synthese einen wichtigen autoregulatorischen Mechanismus gewährleistet für die Modulation der myokardialen Kontraktilität und Relaxation (Wollenberger et al. 1973, Pinsky et al. 1997). Die Tatsache, dass der NO-Zyklus sich entgegengesetzt zum Ca^{2+}-Zyklus verhält, unterstützt die physiologische Rolle von NO für die Modulation der elektromechanischen Kopplung (Hare 2003).

1.2.6 NO und die elektromechanische Kopplung

1.2.6.1 NO reguliert den Ca^{2+}-Haushalt des SR

In Vesikeln des kardialen SR ist die nNOS lokalisiert und kann dort die intrazelluläre Ca^{2+}-Konzentration und die SERCA-Aktivität regulieren. Die SERCA ist verantwortlich für den aktiven Ca^{2+}-Transport zurück in das SR.

Xu KY et al. (1999) zeigten, dass NO direkt die SERCA-Aktivität vermindern kann und dadurch die Ca^{2+}-Aufnahme ins SR reduziert. Für diesen Nachweis wurden SR-Vesikel mit NOS-Substraten und -Kofaktoren inkubiert. Diese Behandlung führte zu einer Hemmung der SR-Ca^{2+}-Aufnahme. In Gegenwart von NOS-Inhibitoren dagegen konnte die Hemmung der SR-Ca^{2+}-Aufnahme verhindert werden (Xu KY et al. 1999).

Die Phosphorylierung von Phospholamban (PLB) kann ebenfalls durch NO reguliert werden. Diese Daten werden allerdings kontrovers diskutiert. Stojanovic et al. zeigten in Kardiomyozyten eine NO-abhängige Zunahme des cGMP-Spiegels mit verminderter Phosphorylierung von PLB und daraus resultierender verminderter SERCA-Aktivität (Stojanovic et al. 2001). Dagegen zeigten Zhang YH et al. (2008) eine nNOS/NO-abhängige Steigerung der Phospholamban-Phosphorylierung mit zunehmender SERCA Aktivität und daraus resultierender beschleunigter Relaxation (positiv-lusitroper Effekt). Diese NO-Wirkung war in nNOS-Knockout-Mäusen aufgehoben (Zhang YH et al. 2008).

Neben der SERCA kann NO auch den RyR regulieren (Stoyanovsky et al. 1996, Xu L et al. 1998, Hare 2003). NO erhöht die Offenwahrscheinlichkeit des kardialen RyR und reguliert dadurch die $[Ca^{2+}]_i$-Transienten und die Ca^{2+}-Beladung des SR. Diese Wirkung wird vermutlich ebenfalls über die nNOS vermittelt (Hare 2003, Khan et al. 2003).

Über Transnitrosylierung von Thiolgruppen reguliert NO die Aktivität der SERCA (Wawrzynów und Collins 1993, Hare 2003) und des RyR (Stoyanovsky et al. 1996, Maisson et al. 2003). Die Regulierung beider Proteine führt zu einer Änderung der SR-Ca^{2+}-Freisetzung und der zytosolischen Ca^{2+}-Konzentration (Xu KY et al. 1999).

1.2.6.2 NO moduliert die Funktion der L-Typ-Ca^{2+}-Kanäle

Der Ca^{2+}-Einstrom über den L-Typ-Ca^{2+}-Kanal triggert die Kontraktion durch Ca^{2+}-induzierte Ca^{2+}-Freisetzung aus dem SR (Bers 2002).

Die Modulation des sarkolemmalen L-Typ-Ca^{2+}-Kanals durch NO kann sowohl direkt als auch indirekt erfolgen. Die indirekte Modulation erfolgt über eine Steigerung des cGMP-Spiegels. Ji et al. zeigten eine hemmende Wirkung auf den $I_{Ca,L}$ nach cholinerger Aktivierung (muskarinerger Rezeptor, M_2-R) in Gegenwart β-AR-Stimulation (Ji et al. 1999). Diese anti-adrenerge Hemmung der Kanalaktivität scheint NO-vermittelt zu sein. NO aktiviert die sGC, erhöht den cGMP-Spiegel und führt zu einer PDE-II-induzierten Abnahme des cAMP-Spiegels mit nachfolgender Hemmung des L-Typ-Ca^{2+}-Kanals (Ji et al. 1999, Abi-Gerges et al. 2001).

Die direkte Modulation des L-Typ-Ca^{2+}-Kanals dagegen erfolgt über Transnitrosylierung (Campbell et al. 1996) der α1-Kanaluntereinheit (Sun et al. 2006). Die Transnitrosylierung erfolgt durch Bindung von NO an Schwefelresten extrazellulärer Thiolgruppen (SH-Gruppen) und/oder nach NO-Bindung an Disulfidbrücken zwischen benachbarten Thiolgruppen der α1-Kanaluntereinheit. Diese Transnitrosylierung der α1-Kanaluntereinheit führt zu einer direkten Stimulation des $I_{Ca,L}$ (Campbell et al. 1996).

1 Einleitung

1.2.7 Die Rolle von NO in der Herzinsuffizienz

Im Rahmen der Herzinsuffizienz kommt es u.a. durch Zytokine zu einer Expression der iNOS, die im gesunden Herzen nicht konstitutiv exprimiert wird (Hare 2003). de Belder et al. konnten einen erheblichen Anstieg der iNOS-Expression und eine verminderte Expression der konstitutiven NO-Synthasen bei der DCM, der Myokarditis und der Postpartum-Kardiomyopathie nachweisen, nicht jedoch bei der ICM und bei Klappenerkrankungen (de Belder et al. 1995).

Die Aktivität der iNOS wird kaum durch zelluläre Faktoren reguliert (mit Ausnahme ihrer Expression selbst). Aus diesem Grunde werden durch die iNOS sehr viel größere NO-Mengen gebildet als durch die konstitutiven NO-Synthasen (de Belder et al. 1995, Kodja et al. 1996). Die hohe NO-Produktion durch die iNOS kann daher zu anderen Wirkungen führen als die niedrige NO-Produktion durch die konstitutiven NO-Synthasen (Hare 2003). Die iNOS-induzierte NO-Produktion kann die kontraktile Aktivität über zwei Mechanismen unterdrücken: zum einen über die Stimulation der sGC mit nachfolgender Zunahme des cGMP (de Belder et al. 1995, Kodja et al. 1996), zum anderen durch eine direkte Transnitrosylierung der Enzyme der mitochondrialen Atmungskette, was zu einer verminderten ATP-Produktion führt (de Belder et al. 1995).

Andere Arbeitsgruppen konnten zeigen, dass die Expression der eNOS bei Herzinsuffizienz unverändert ist und dass die eNOS-Aktivität sogar gesteigert sein kann. Diese Änderungen der eNOS-Aktivität werden wahrscheinlich hervorgerufen durch eine vermehrte Expression von Caveolin 3 und ß3-AR (Hare et al. 2000, Moniotte et al. 2001). Vermutlich kann die ß3-AR-vermittelte Abschwächung der Inotropie als ein Schutzmechanismus vor toxischen Katecholaminwirkungen in der Herzinsuffizienz angesehen werden (Maisson et al. 2003).

1 Einleitung

1.3 Ziele der Arbeit

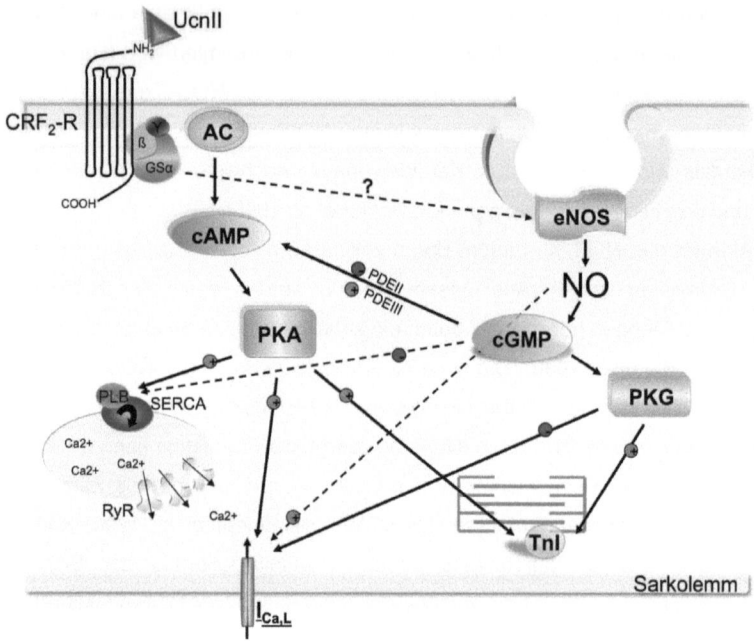

Abb. 1.1: Schematische Darstellung der Wirkungen von Urocortin II und NO in einem Kardiomyozyten.
Abkürzungen: AC: Adenylatzyklase, cAMP: zyklisches Adenosinmonophosphat, cGMP: zyklisches Guanosinmonophosphat, CRF_2-R: Corticotropin-Releasing-Faktor-Rezeptor 2, eNOS: endotheliale NO-Synthase, $Gs_{\alpha,\gamma,\beta}$: G-Protein, $I_{Ca,L}$: L-Typ-Ca^{2+}-Kanal, NO: Stickstoffmonoxid, PDE II/III: Phosphodiesterase II/III, PKA: Proteinkinase A, PKG: Proteinkinase G, PLB: Phospholamban, SERCA: Ca^{2+}-ATPase des SR, TnI: Troponin I, UcnII: Urocortin II

In Abb. 1.1 sind noch einmal bekannte zelluläre Mechanismen von UcnII und NO in einer Grafik zusammengefasst. UcnII bewirkt über einen G-Protein-gekoppelten CRF_2-R eine Aktivierung der AC. Über den cAMP/PKA-Signalweg werden verschiedene Proteine der elektromechanischen Kopplung moduliert und so kann die Kontraktilität gesteigert werden (näher beschrieben unter 1.1.7, S. 4).

1 Einleitung

Die eNOS-abhängige Steigerung der NO-Produktion kann über die Aktivierung des cGMP/PKG-Signalweg ebenfalls verschiedene Proteine regulieren und so die elektromechanische Kopplung beeinflussen. Neben dem cGMP/PKG-Signalweg kann NO aber auch direkt über Transnitrosylierung Proteine der elektromechanischen Kopplung aktivieren. Über diese beiden Mechanismen übt NO sowohl positive als auch negative Effekte aus und ist so entscheidend an der Regulierung der Kontraktilität beteiligt (näher beschrieben ab 1.2.4, S. 8).

Die Arbeitsgruppe von Latchman konnte nachweisen, dass die Urocortine in neonatalen Herzmuskelzellen den PI3K/Akt-Signalweg aktivieren (Brar et al. 2002, Chanalaris et al. 2005). Dies lässt vermuten, dass die Urocortine zu einer Akt-abhängigen Phosphorylierung der eNOS am Serin-1177 führen und dadurch die kardiale NO-Produktion steigern können. Unsere Arbeitsgruppe charakterisierte erstmals die funktionellen Effekte von UcnII in adulten Ventrikelmyozyten. UcnII führte über eine Aktivierung der PKA zu einer Erhöhung und Beschleunigung der $[Ca^{2+}]_i$-Transienten und damit zu einem positiv-inotropen und positiv-lusitropen Effekt (Yang et al. 2006). Es könnte also möglicherweise ebenfalls über einen PKA-abhängigen Signalweg zur Phosphorylierung der eNOS und damit zu einer Steigerung der NO-Produktion kommen. Herauszufinden, ob und, wenn ja, über welche zellulären Mechanismen UcnII die NO-Produktion in adulten Kardiomyozten steigert, war Ziel dieser Arbeit.

Die zu untersuchenden Fragen waren daher:

1. Führt UcnII zu einer Steigerung der zellulären NO-Produktion in adulten Kaninchen-Ventrikelmyozyten?

2. Aktiviert UcnII in Kaninchen-Ventrikelmyozyten den PI3K/Akt-Signalweg und steigert die NO-Produktion über eine Akt-abhängige Phosphorylierung der eNOS am Serin-1177?

3. Welche Rolle spielt die Aktivierung des cAMP/PKA-Signalweges für die Ucn-II-induzierte Steigerung der NO-Produktion in Kaninchen-Ventrikelmyozyten?

2 Material und Methoden

2.1 Isolierung von Ventrikel- und Vorhofmyozyten aus Kaninchenherzen

Die Messungen wurden an enzymatisch-isolierten Ventrikel- und Vorhofmyozyten aus adulten Kaninchenherzen durchgeführt.

2.1.1 Lösungen für die Zellisolierung

2.1.1.1 Ca^{2+}-freie Tyrodelösung

Zunächst wurde eine nominell Ca^{2+}-freie Tyrodelösung angesetzt, aus der die weiteren für die Zellisolierung verwendeten Lösungen abgeleitet wurden. Die Ca^{2+}-freie Tyrodelösung hatte folgende Zusammensetzung:

Substanz	Konzentration	MW g/mol	Firma / Bestellnummer
NaCl	137 mM	58,44	Merck / 1.06400.1000
KCl	5,4 mM	74,55	Merck / 1.04936.1000
$MgSO_4$ ($7H_2O$)	1,2 mM	246,48	Merck / 1.05883.0500
Na_2HPO_4 ($12H_2O$)	1,2 mM	358,14	Merck / 1.06573.1000
Hepes	20 mM	238,31	Sigma / H 3375
D-Glukose	30 mM	180,16	Fluka / 1.08337.1000

Tab. 2.1. Ca^{2+}-freie Tyrodelösung

Die Substanzen wurden in Aqua bidest. gelöst. Der pH-Wert wurde mit 1 M NaOH auf 7,55 eingestellt.

2 Material und Methoden

2.1.1.2 Enzymlösung

Substanz	Konzentration	MW g/mol	Firma / Bestellnummer
Taurin	1,25 mM	125,15	Sigma / T 0625
DL-Glutaminsäure	0,8 mM	147,1	Sigma / G 1126
DL-Carnitin	0,2 mM	197,66	Sigma / C 0283
Kollagenase 2	1 mg/ml	277 U/mg	Biochrom / CLS II
Protease XIV	0,04 mg/ml	5,2 U/mg	Sigma / P 5147
$CaCl_2$	25 µM	110,99	Fluka / 21115

Tab. 2.2. Enzymlösung

Die Substanzen wurden in Ca^{2+}-freier Tyrode-Lösung gelöst.

2.1.1.3 Stoplösung

Substanz	Konzentration	MW g/mol	Firma / Bestellnummer
Albumin	0,3 M	66,3	Sigma / A 7906
BDM	20 mM	101,11	Sigma / B 0753
$CaCl_2$	50 µM	110,99	Fluka / 21115

Tab. 2.3. Stoplösung

Die Substanzen wurden in Ca^{2+}-freier Tyrodelösung gelöst.

2.1.1.4 Waschlösung und Kalziumaufbau

Die Lösungen zum Waschen und für den Kalziumaufbau enthielten unterschiedliche Ca^{2+}-Konzentrationen. Dafür wurden unterschiedliche Mengen von $CaCl_2$ (1M) in Ca^{2+}-freier Tyrodelösung gelöst. Die verwendeten Konzentrationen sind im Folgenden aufgeführt:

Waschlösung $[Ca^{2+}]$ = 50 µM
1. Schritt des Kalziumaufbaus $[Ca^{2+}]$ = 125 µM
2. Schritt des Kalziumaufbaus $[Ca^{2+}]$ = 250 µM

3. Schritt des Kalziumaufbaus $[Ca^{2+}] = 500$ µM
4. Schritt des Kalziumaufbaus $[Ca^{2+}] = 1000$ µM

2.1.1.5 Nährlösung

Nach der Isolierung wurden die Ventrikelmyozyten in eine Nährlösung überführt. Die Nährlösung hatte folgende Zusammensetzung:

Substanz	Konzentration	MW g/mol	Firma / Bestellnummer
M199-Medium	–	–	Sigma / M 7528
Taurin	5 mM	125,15	Sigma / T 0625
DL-Carnitin	5 mM	197,66	Sigma / C 0283
DL-Kreatin	5 mM	131,1	Sigma / C 0780
Penicillin/Streptomycin (100x)	P 10.000 U/ml / S 10 mg/ml	–	Sigma / P 4333
L-Glutamin (100x)	200 mM	–	PAA-Cell culture Company / M11-004

Tab. 2.4. Nährlösung

Anschließend wurde die Nährlösung steril filtriert und bei 4° C gelagert (ready to use).

2.1.2 Isolierung der Kardiomyozyten

Kaninchen (3-4 kg) wurden mit 50 mg/kg i.v. Thiopental (Nycomed, Konstanz, # 132281) und 25 I.E. i.v. Heparin-Natrium (Ratiopharm, Ulm, # PZN 3029843) anästhesiert. Nach Eröffnung des Thorax wurde das Herz entnommen und an eine Langendorff-Perfusionsapparatur angeschlossen. Zunächst wurde das Herz für ca. 6 min mit nominell Ca^{2+}-freier Tyrodelösung (2.1.1.1) perfundiert. Anschließend wurde eine Enzymlösung verwendet, die 1 mg/ml Kollagenase und 0,04 mg/ml Protease enthielt (2.1.1.2). Mit dieser Enzymlösung wurde das Herz kontinuierlich perfundiert, bis es schlaff und breiig war (ca. 20-30 min).

2 Material und Methoden

Das Ventrikelgewebe wurde unterhalb der Vorhofebene abgeschnitten und in Stoplösung (2.1.1.3) überführt, um die Restaktivität der Enzyme zu hemmen. Anschließend wurde das Ventrikelgewebe in ein Becherglas mit Waschlösung (50 µM Ca^{2+}) überführt, in der es mit Hilfe einer Schere zerkleinert und durch einen Filter (Porengröße: 200 µm) filtriert wurde. Dieser Vorgang wurde 2-3 Mal wiederholt. Nach der letzten Filtration erfolgte der langsame Kalziumaufbau. Hierfür wurde die Zellsuspension in ein 50 ml Zentrifugenröhrchen (Sarstedt, # 62547254) filtriert und für 6-10 min sedimentiert. Nach der Sedimentation wurde der Überstand aus dem Zentrifugenröhrchen abgesaugt und mit der ersten Kalziumlösung (125 µM Ca^{2+}) für den Kalziumaufbau aufgefüllt. Im Anschluss ließ man die Zellsuspension abermals für 10 min sedimentieren. Nach der Sedimentation wurde der Überstand wiederum abgesaugt und mit der zweiten Kalziumlösung (250 µM Ca^{2+}) aufgefüllt. Dieser Vorgang wurde noch zweimal wiederholt (mit der dritten (500 µM Ca^{2+}) und vierten (1 mM Ca^{2+}) Kalziumlösung), bis eine Kalziumkonzentration von 1 mM erreicht wurde. Nach dem Kalziumaufbau wurde die Zellsuspension in die Nährlösung überführt (Schillinger et al. 2000). Das Vorhofgewebe wurde zerschnitten und in der Vertiefung einer Kulturschale gesammelt. Der langsame Kalziumaufbau erfolgte mit einer kalziumhaltigen Tyrodelösung (2.2.4.1). Über einen Zeitraum von 2-3 Stunden wurde alle 10 min ca. 100 µl kalziumhaltige Tyrodelösung auf das zerschnittene Vorhofgewebe geträufelt. Im Anschluss wurden die Gewebereste aus der Zellsuspension mit einer Pinzette entfernt.

Für einige Versuche wurden außerdem Ventrikelmyozyten von Mäuse- und Rattenherzen sowie von terminal-insuffizienten menschlichen Herzen verwendet. Die Zellisolierung folgte den gleichen Prinzipien wie für die Kaninchenmyozyten beschrieben. Details zur Zellisolierung sind der Originalliteratur zu entnehmen (Maus: O'Connell et al. 2003, Ratte: McCrossan et al. 2004, Human: Bustamante et al. 1982, Beuckelmann et al. 1992).

Für die Verwendung menschlicher Myokardproben für wissenschaftliche Zwecke erklärten sich alle Patienten einverstanden. Die Untersuchungen sind von der Ethikkommission der Georg-August-Universität Göttingen geprüft und gebilligt (AZ 31/9/00).

2 Material und Methoden

2.1.3 Ausplattierung und Beladung der isolierten Kardiomyoyzten

Die isolierten Kardiomyozyten wurden auf dem Glasboden von Kulturschälchen (WillCo, Amsterdam, Niederlande, # HBSt-3522; Durchmesser: 35 mm; Innendurchmesser (Glas): 22 mm) ausplattiert. Zur besseren Anheftung der Myozyten an den Glasboden waren die Schälchen mit Laminin (50 µg/ml) beschichtet. Dazu wurden 20 µl Laminin (Maus-Laminin, Tebu-Bio, Offenbach, # 0172005; Lagerung bei -70°C) in 1 ml Tyrodelösung gelöst. Ein Tropfen der Lamininlösung wurde in die Mitte eines jeden Glasschälchens gegeben und für mindestens eine Stunde stehengelassen. Anschließend wurde die Lamininlösung entfernt und durch einen Tropfen Zellsuspension ersetzt. Die überschüssige Tyrode-Lösung der Zellsuspension wurde nach 30 min abgesaugt und durch einen Tropfen Tyrode-Lösung mit Fluoreszenzfarbstoff ersetzt. Die Ventrikel- und Vorhofmyozyten wurden mit dem NO-Indikator DAF-FM-Diazetat (5 µM) für 30 min beladen. Anschließend wurde die Farbstofflösung abgesaugt und gegen Tyrode-Lösung ausgetauscht. Das Ausplattieren, die Beladung mit Fluoreszenzfarbstoff und die anschließenden Messungen fanden bei Raumtemperatur (20-24°C) statt.

2.2 Messungen von NO in isolierten Kardiomyozyten mit Hilfe von Fluoreszenzfarbstoffen und konfokaler Lasermikoskopie

Die NO-Messungen erfolgten mit dem NO-Indikator DAF-FM.

2.2.1 Beladung der Kardiomyozyten mit DAF-FM-Diazetat

DAF-FM ist ein Fluoreszenzfarbstoff, der die Lipidmembran der Zellen nicht oder nur schwer passieren kann. Deshalb verwendet man für die Beladung der Zellen mit diesem Farbstoff die Diazetat-Form. DAF-FM-Diazetat ist ein ungeladenes, nicht fluoreszierendes, lipophiles Molekül, welches gut durch die Zellmembran in das Zellinnere diffundieren kann. Intrazelluläre unspezifische Esterasen spalten die beiden Azetat-Reste ab, wodurch das DAF-FM, die NO-sensitive, nicht-membrangängige Form, entsteht. DAF-FM ist nur schwach fluoreszierend, erst nach NO^+-Bindung entsteht das fluoreszierende Benzotriazol-Derivat (Haugland 2005).

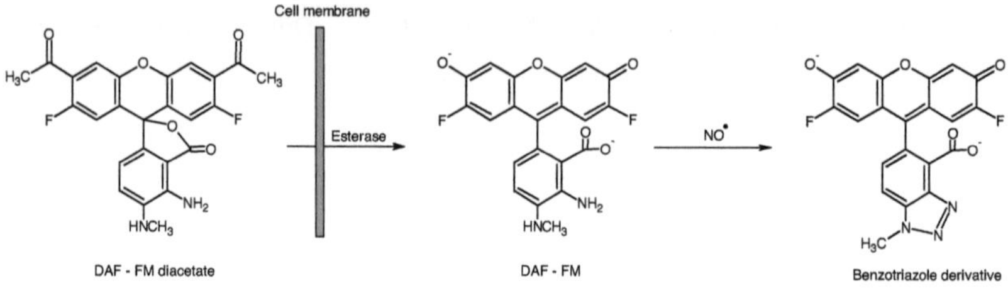

Abb. 2.1. Reaktionsschema für den Nachweis von NO durch DAF-FM-Diazetat (Haugland 2005, S. 871)

Bevor wir mit den NO-Messungen begannen, untersuchten wir die optimalen Bedingungen für die Beladung der Ventrikelmyozyten mit dem Farbstoff DAF-FM-Diazetat. Die Konzentrationen variierten zwischen 0,5-20 µM und die Inkubationszeiten lagen zwischen 5–60 min. Wir stellten fest, dass die optimale Beladung der Ventrikelmyozyten bei 5µM für 30 min liegt, in Übereinstimmung mit der Literatur (Cuong et al. 2005).

2.2.2 Der NO-Indikator DAF-FM

Als NO-Indikator wurde das Diaminofluorescein 4-Amino-5-methylamino-2´,7´-difluorofluorescein (DAF-FM) verwendet. Der pK_a-Wert von DAF-FM beträgt 4,38. Bei einem pH > 5,5, d.h. unter physiologischen Bedingungen, ist die NO-Bindung an DAF-FM pH-unabhängig. DAF-FM reagiert nicht mit NO selbst, sondern mit NO^+-Äquivalenten wie Nitrit-Anhydriden, die durch Autooxidation von NO entstehen (Kojima et al. 1999). Die Nachweisgrenze für NO liegt bei 3 nM (Haugland 2005). Die kovalente NO^+-Bindung an DAF-FM ist irreversibel. Das bedeutet, wenn kein neues NO gebildet wird, bleibt die Fluoreszenz auf dem erreichten Niveau. Nach der Reaktion mit NO^+ kommt es zu einer Zunahme der Fluoreszenz um das bis zu 160-Fache. Die Fluoreszenz-Eigenschaften des DAF-FM leiten sich vom Fluorescein ab.

Das Absorptionsmaximum von DAF-FM beträgt 495 nm und das Emissionsmaximum 515 nm (Kojima et al. 1999). Der Farbstoff wurde mit Laserlicht der Wellenlänge 488 nm angeregt, die Emission wurde bei Wellenlängen >505 nm gemessen.

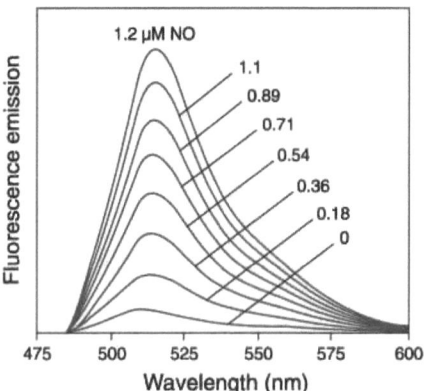

Abb. 2.2. Fluoreszenz-Emissions-Spektren von DAF-FM in Lösungen von 0-1,2 µM NO (Haugland 2005, S. 872)

DAF-FM-Diazetat (MW 496,42 g/mol) wurde von Molecular Probes (Eugene, Oregon, USA) zu 10 x 50 µg Einheiten (# D 23844) bezogen. Es wurde eine 5 µM Lösung in Tyrode mit 1 µl/ml Pluronic F127 (Molecular Probes, P-3000MP) angesetzt und bei -20°C gelagert.

2.2.3 Die verwendeten Lösungen und Substanzen für die Konfokalmikroskopie

2.2.3.1 Tyrodelösung

Nach der Isolierung und Ausplattierung wurden die Herzmuskelzellen mit einer Tyrodelösung überspült. Die folgende Tabelle gibt die Zusammensetzung der Tyrodelösung wieder.

2 Material und Methoden

Substanz	Konzentration	MW g/mol	Firma / Bestellnummer
NaCl	140 mM	58,44	Fluka / 71381
KCl	5 mM	74,55	Merck / 1.04933.0500
$CaCl_2$	2 mM	110,99	Fluka / 21115
$MgCl_2$	1 mM	203,3	Merck / 1.05833.1000
Hepes	10 mM	238,3	Sigma / H-4034
D-Glukose	10 mM	180,16	Merck / 1.08337.1000

Tab. 2.5. Tyrodelösung

Die Substanzen wurden in Aqua bidest. gelöst. Der pH-Wert der Tyrodelösung wurde durch Zugabe von 1 M Natronlauge (NaOH) auf 7,35 eingestellt. Für Messungen mit Maus- und Ratten-Ventrikelmyozyten wurde die $CaCl_2$-Konzentration auf 1 mM verringert. Für die NO-Messungen wurde 100 µM L-Arginin hinzugefügt. L-Arginin ist für die NO-Bildung unerlässlich, da L-Arginin das Substrat der NO-Synthase darstellt. L-Arginin wurde bei Alexis (Lörrach # 101-004-G025, MW 174,2 g/mol) zu 25 mg Einheiten bezogen.

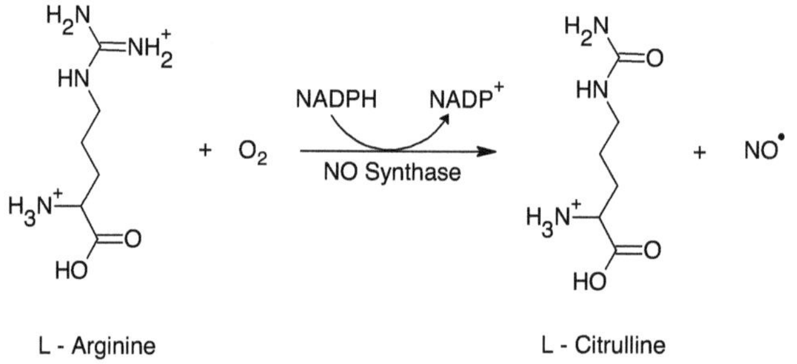

Abb. 2.3. NO-Synthase-Produktion von NO und L-Citrullin aus L-Arginin und Sauerstoff (Haugland 2005, S. 870)

2.2.3.2 Pharmakologische Hemmung der PI-3-Kinase

Im Rahmen dieser Arbeit wurden zwei verschiedene Inhibitoren der Phosphatidylinositol-3-OH-Kinase (PI3K) verwendet. Die PI3K ist ein dimeres

Enzym, das aus einer katalytischen (110 kDa) und einer regulatorischen (85 kDa) Untereinheit besteht (Vlahos et al. 1994).

2.2.3.2.1 Blockade der PI-3-Kinase durch 2-(4-Morpholinyl)-8-phenyl-4H-1-benzopyran-4-one (LY294002)

LY294002 ist ein potenter, zellpermeabler und selektiver Blocker der PI3K. Diese Wirkung erfolgt durch Bindung des LY294002 an die ATP-Bindungsstelle des Enzyms (Vlahos et al. 1994). Die ATP-Bindungsstelle liegt auf der regulatorischen Untereinheit der PI3K (Thelen et al. 1994). Der IC_{50}-Wert, bei der 50% des inhibitorischen Effektes auf die eNOS in Rattenmyozyten gemessen wurden, wird mit 1,4 µM angegeben (Vlahos et al. 1994).
Bezogen wurde der Blocker von Calbiochem (Darmstadt, # 440202, MW 307,4 g/mol) zu 5 mg Einheiten. LY294002 wurde in einer Konzentration von 10^{-2} M in DMSO gelöst, in Aqua bidest. zu einer 10^{-3} M Stammlösung verdünnt und bei -20°C gelagert. Die Substanz wurde in einer Konzentration von 10^{-5} M eingesetzt.

2.2.3.2.2 Blockade der PI-3-Kinase durch Wortmannin

Der Pilzmetabolit Wortmannin (Baggiolini et al. 1987) ist ein zellpermeabler und irreversibler Blocker der PI3K (Nakanishi et al. 1992, Nakamura et al. 1995). Die Bindung von Wortmannin erfolgt an die katalytische und gleichermaßen an die regulatorische Untereinheit der PI3K (Thelen et al. 1994). Der hemmende Effekt des Wortmannins auf die PI3K wird mit einem IC_{50} von 5 nM angegeben (Arcaro und Wymann 1993). Bei 100-Fach höheren Konzentrationen als für die Hemmung der PI3K erforderlich (Bonser et al. 1991) können auch weitere Kinasen (Myosinleichtketten-Kinase (Nakanishi et al. 1992) und Phospholipase D (Cross et al. 1995)) geblockt werden.
Die Substanz wurde von Calbiochem (Darmstadt, # 681675, MW 428,4 g/mol) zu 1 mg Einheiten bezogen. Es wurde eine 10^{-2} M Stammlösung in DMSO angesetzt, 1:1000 mit Aqua bidest. zu einer 10^{-5} M Stammlösung verdünnt und bei -20°C gelagert. Die eingesetzte Konzentration betrug 3×10^{-7} M.

2 Material und Methoden

2.2.3.3 Pharmakologische Hemmung der Proteinkinase A durch N-[2-(p-bromocinnamylamino)ethyl]-5-isoquinolinesulfonamid (H89)

H89 ist ein potenter, zellpermeabler Hemmstoff der cAMP-abhängigen Proteinkinase (Proteinkinase A, PKA). Die Hemmung der PKA durch H89 ist ATP-abhängig. Der K_i-Wert (in ATP-freier Lösung) wird mit 48 nM angegeben (Chijiwa et al. 1990). Für die Hemmung der PKA durch H89 in intakten Zellen mit millimolaren ATP-Konzentrationen werden mikromolare H89-Konzentrationen benötigt (Erlenkamp et al. 2002). Der hemmende Effekt der H89 auf die PKA wird mit einem IC_{50} von 135 nM, bei einer ATP-Konzentration von 0,1 mM, angegeben (Davies et al. 2000).
Die Substanz wurde von Calbiochem (Darmstadt, # 371963, MW 519,2 g/mol) zu 1 mg Einheiten bezogen. Es wurde eine 10^{-2} M Stammlösung in DMSO angesetzt, mit Aqua bidest. zu einer 10^{-3} M Stammlösung verdünnt und bei 4°C gelagert. H89 wu rde in einer Konzentration von 1 µM eingesetzt.

2.2.3.4 NO-Donoren

2.2.3.4.1 S-Nitroso-N-acetyl-penicillamin (SNAP)

$$2R-S-N=O \longrightarrow RSSR + 2 NO^{\bullet}$$

Abb. 2.4. Mechanismus der spontanen NO-Freisetzung durch SNAP (Haugland 2005, S. 870)

SNAP ist ein spontaner NO-Donor (Haugland 2005). Die NO-Freisetzung erfolgt nicht-enzymatisch (Wegener et al. 2002) und ist abhängig von Kupfer, das z.B. aus Aminosäuren, Tripeptiden und Serumalbumin stammen kann (Dicks und Williams 1996). Aus einem Molekül SNAP entstehen zwei Moleküle NO (Haugland 2005) und ein Molekül Schwefelkohlenstoff (Dicks und Williams 1996).
SNAP wurde von Molecular Probes (Eugene, Oregon, USA # N-7927, MW 220,24 g/mol) zu 20 x 1 mg Einheiten bezogen. Die 10^{-2} M Stammlösung wurde in DMSO angesetzt. SNAP wurde in einer Konzentration von 100 µM eingesetzt.

2.2.3.4.2 Spermin-NONOat (SNO)

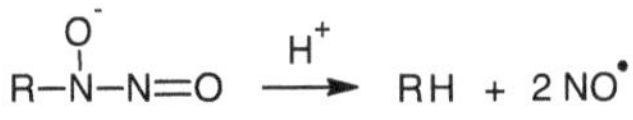

$$\underset{R-N-N=O}{\overset{O^-}{|}} \xrightarrow{H^+} RH + 2\,NO^\bullet$$

Abb. 2.5. Mechanismus der spontanen NO-Freisetzung durch Spermin-NONOat (Haugland 2005, S. 870)

Der spontane NO-Donor SNO hat eine Halbwertzeit von 39 min bei 37°C in einem Puffer mit pH 7,4. Nach seiner Lösung dissoziiert SNO zu zwei Molekülen NO und einem Molekül Spermin (Haugland 2005). Die spontane Freisetzung von NO erfolgt bei physiologischem oder im sauren pH-Bereich. Im basischen pH-Bereich ist SNO relativ stabil (Wegener et al. 2002).

Die Substanz wurde von Alexis (Lörrach, # 430-013-M025, MW 262,4 g/mol) zu 25 mg Einheiten bezogen. Es wurde eine 10^{-2} M Stammlösung in 0,01 M Natronlauge angesetzt und bei -20°C gelagert. SNO wurde in einer Konzentration von 100 µM eingesetzt.

2.2.3.5 Pharmakologische Hemmung der NO-Synthasen (NOS)

Im Rahmen dieser Arbeit wurden NO-Synthasen blockiert. Dazu wurden zwei verschiedene NO-Synthase-Hemmstoffe verwendet.

2.2.3.5.1 N^G-Nitro-L-Arginin-Methylester (L-NAME)

L-NAME ist ein Hemmstoff der NO-Synthasen (Rees et al. 1990). L-NAME erfordert die Hydrolyse der Methylester durch zelluläre Esterasen, um zu einem voll funktionsfähigen Inhibitor zu werden (L-NNA) (Griffith und Kilbourn 1996). Der Ki-Wert für die eNOS liegt bei 39 nM (Garvey et al. 1994).

Die Substanz wurde von Calbiochem (Darmstadt, # 483125, MW 269,7 g/mol) zu 100 mg Einheiten bezogen. L-NAME wurde direkt in Tyrodelösung gelöst und in einer Konzentration von 1 mM eingesetzt.

2.2.3.5.2 L-N^5-(1-Iminoethyl)-ornithin (L-NIO)

2 Material und Methoden

L-NIO ist ein 5-fach potenterer Hemmstoff der eNOS als L-NAME. Der K_i-Wert für die eNOS liegt bei 3,9 µM (Rees et al. 1990). Es wurde eine 10 mM Stammlösung in Aqua bidest. angesetzt und bei -20°C gelagert. Die eingesetzte Konzentration betrug 10 µM. Bezogen wurde die Substanz von Calbiochem (Darmstadt, # 400600, MW 246,1 g/mol) zu 20 mg Einheiten.

2.2.3.6 Urocortin II (UcnII)

Urocortin II (UcnII) ist ein Peptid aus der Familie der Corticotropin-Freisetzungsfaktoren (CRF) (Lewis et al. 2001, Reyes et al. 2001, Wiley und Davenport 2004). UcnII (MW 4152,8 g/mol) wurde von Sigma (München, # U9507) bezogen, als 10^{-5} M Stammlösung in Aqua bidest. angesetzt und bei -20°C gelagert. Verwendet wurde UcnII in einer Konzentration von 10^{-7} M und 3×10^{-7} M.

2.2.4 Bestandteile des konfokalen Lasermikroskops

Gerät	Typ	Firma
Argon-Ionen-Laser	150m	VisiTech International (Sunderland, UK)
Aufnahme- und Analyseprogramm	QED Camera standalone (Version 1.6a58)	VisiTech International (Sunderland, UK)
Computer	G4-Prozessor, OS 9	Macintosh
druckluftgefederter Tisch	Micro-g 63-560	Technical Manufacturing Corporation (Peabody, USA)
Filter (DAF-FM)	505 nm Langpass	VisiTech International (Sunderland, UK)
ICCD-Kamera	XR-MEGA-10	VisiTech International (Sunderland, UK)
Konfokale Einheit	QLC 100	VisiTech International (Sunderland, UK)

Mikromanipulator	PCS 5000	Burleigh (Ontario, Kanada)
Objektiv	Nikon CFI S-Fluor 40x / 1.30 Oil	Nikon GmbH (Düsseldorf, D)
Patch Clamp Einheit	PCS 5000	Burleigh (Ontario, Kanada)
Rollenpumpe	MC 360	Schütt Labortechnik (Göttingen, D)
Stimulationseinheit	STIM 6	SI Heidelberg (Heidelberg, D)
Superfusionseinheit mit Mikromanipulator	SH-27B	Hugo Sachs Electronic (March-Hugstetten, D)
Umkehrmikroskop	Nikon Eclipse TE 2000U	Nikon GmbH (Düsseldorf, D)

Tab. 2.6. Bestandteile des konfokalen Lasermikroskops

2 Material und Methoden

2.2.5 Beschreibung des konfokalen Lasermikroskops

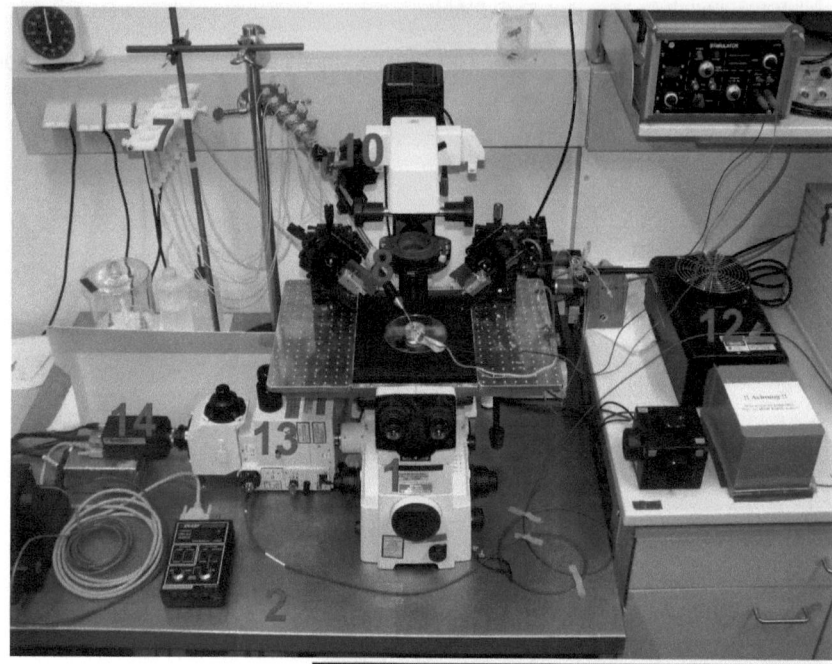

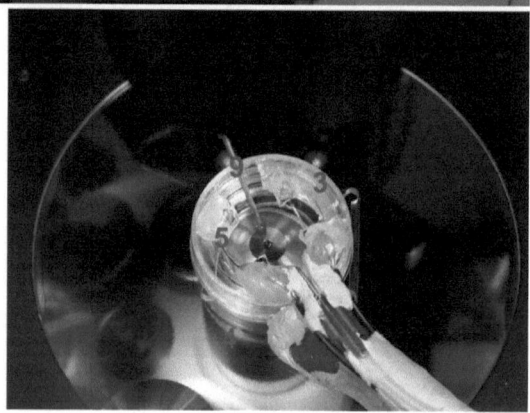

Abb. 2.6. Darstellung des konfokalen Lasermikroskops

Das konfokale Lasermikroskop [1] stand auf einem druckluftgefederten Tisch [2], um Erschütterungen zu vermeiden. Bevor ein Kulturschälchen [3] mit Herzmuskelzellen auf den Tisch des Umkehrmikroskops gestellt wurde, wurde ein Tropfen

2 Material und Methoden

Immersionsöl auf die Linse des Ölimmersionsobjektivs getropft [4]. Die Herzmuskelzellen wurden über Platinelektroden [5], die an eine Stimulationseinheit [6] angeschlossen waren, elektrisch stimuliert. Für die Fluoreszenzmessungen wurden Zellen ausgesucht, die eine gleichmäßige Querstreifung aufwiesen, die auf die elektrische Stimulation mit gleichmäßigen, deutlich sichtbaren Zellverkürzungen antworteten und die nahezu homogen mit Farbstoff beladen waren (vgl. Abb. 2.7). Die verschiedenen Versuchslösungen wurden in die Vorratsgefäße gefüllt [7] und strömten über die Superfusionseinheit [8] in die Kulturschälchen. Der Lösungsfluss wurde über 3-Wege-Ventile reguliert. Der Ausfluss der Superfusionseinheit bestand aus einer Kanüle [9] mit einem Innendurchmesser von 1 mm. Er wurde mit Hilfe des Mikromanipulators [10] so positioniert, dass die untersuchten Zellen im laminaren Superfusionsstrom lagen. Die Flussgeschwindigkeit konnte anhand der Höhe der Vorratsgefäße eingestellt werden. Bei einer Höhe von 18 cm über dem Mikroskoptisch betrug der Lösungsfluss 2,8 ml/min. Die Lösung im Kulturschälchen wurde über eine Rollenpumpe [11] abgesaugt. Das Laserlicht des Argon-Ionen-Lasers [12] gelangte über einen Lichtleiter in die konfokale Einheit [13] und wurde von dort über ein System aus Spiegeln und über das Objektiv von unten auf die Herzmuskelzellen geleitet. Die von den Zellen emittierte Fluoreszenz gelangte auf demselben Weg zurück in die konfokale Einheit, passierte einen dichroischen Spiegel und traf auf die Kamera [14]. Von dort wurde das konfokale Bild auf den Computer übertragen.

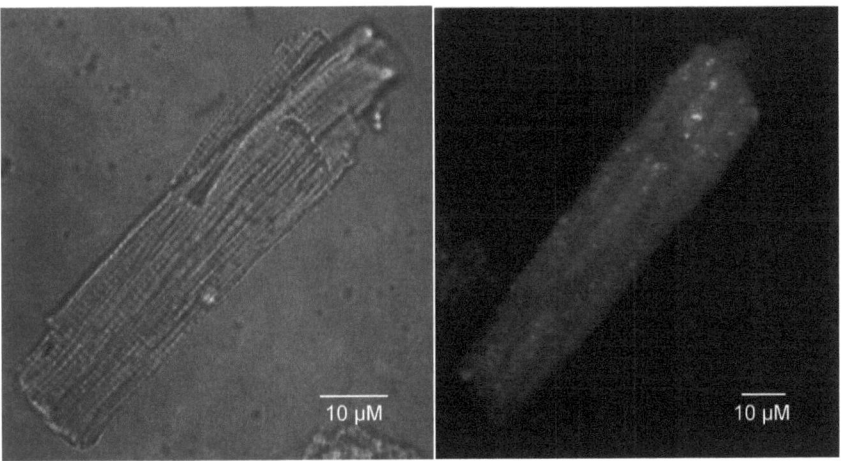

Abb. 2.7. Abbildung ventrikulärer Herzmuskelzellen.
A) Lichtmirkoskopische Aufnahme einer Ventrikelmyozyte mit erkennbarer Querstreifung. B) Aufnahme einer Ventrikelzelle, die mit dem NO-sensitiven Farbstoff DAF-FM homogen beladen ist.

2.2.6 Das Prinzip der konfokalen Einheit

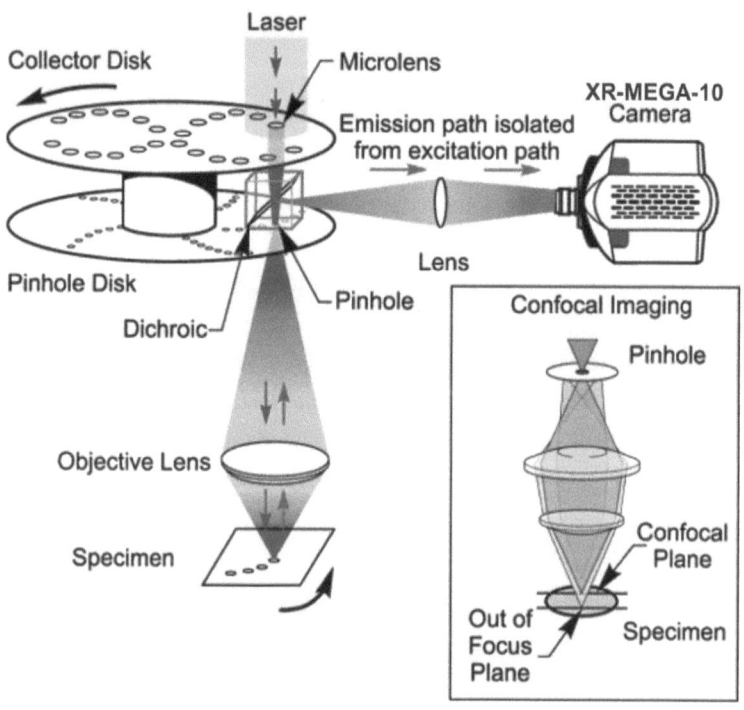

Abb. 2.8. Schema des Nipkowscheibensystems (ANDOR Technology, www.andor.com)

Die Abb. 2.8 zeigt ein Schema des Nipkowscheibensystems. Das System besteht aus zwei Scheiben, die mechanisch miteinander verbunden sind und über einen Motor angetrieben werden. Sie rotieren mit 1800 U/min. Die obere Scheibe enthält 20.000 Mikrolinsen, die das Laserlicht durch die 20.000 korrespondierenden Lochblenden der unteren Scheibe fokussieren. Dadurch wird die Lichtausbeute, d.h.

die Anregung des Fluoreszenzfarbstoffs in den Zellen, um ein Vielfaches erhöht. Das Laserlicht wird über das Objektiv auf eine Ebene in der Zelle fokussiert. Auf demselben Weg – durch das Objektiv und die Lochblenden – gelangt das von der Zelle emittierte Fluoreszenzlicht zurück. Da es längerwellig ist als das Anregungslicht, passiert es dabei den dichromatischen Spiegel. Das entstehende Abbild der Zelle wird durch eine weitere Linse über die Kamera auf den Computer übertragen (Ishida et al. 1999). Diese Methode ermöglicht ein schnelles Abtasten der Zelle mit 120 Bildern pro Sekunde (8.3 ms pro Bild). Der Vorteil gegenüber konventionellen Konfokalmikroskopen liegt einmal in der geringeren Fluoreszenzbleichung und Schädigung der Zellen und zum anderen entsteht ein reales und zeitnahes, zweidimensionales Abbild der Zelle (Nakano 2002).

2.2.7 Auswertung der zellphysiologischen Versuche

Die Fluoreszenzänderungen sowie die Zellverkürzung (fraktionelle Verkürzung) wurden mit dem Computerprogramm QED Camera Standalone (VisiTech international, Sunderland, UK) ausgewertet. Für die Bestimmung der fraktionellen Zellverkürzung wurde die maximale Länge der Zellen in der Diastole und die minimale Länge der Zellen in der Systole ausgemessen. Anschließend wurde die Differenz durch den diastolischen Wert geteilt und in Prozent angegeben.

Zur Ermittlung der Fluoreszenzänderungen (F/F_0) wurden Regionen innerhalb der Zellen (zelluläre Fluoreszenz) und eine ausgewählte Region neben den Zellen als Hintergrundfluoreszenz definiert. Zur Berechnung von wurde zunächst von der zellulären Fluoreszenz die Hintergrundfluoreszenz abgezogen. Anschließend wurde der niedrigste Fluoreszenzwert zu Beginn einer Messung ermittelt und als F_0 definiert. Änderungen der Hintergrund-korrigierten zellulären Fluoreszenz (F) wurden auf den Ausgangswert normiert (F_0).

2.3 Molekularbiologische Untersuchungen

2.3.1 Materialien und Geräte

2.3.1.1 Chemikalien

Akryl-, Bisakrylamid Lösung	Roth, Karlsruhe, # 3029.1
Ammoniumpersulfat (APS)	Sigma, Steinheim, # A3678
Aprotinin	Boehringer Mannheim, # A3428
Bromphenolblau-Natriumsalz	AppliChem, Darmstadt, # A3650
Buthanol	Merck, Darmstadt, # 1.00988.1000
Dithiothreitol (DTT)	Sigma, Steinheim # D9163
Dimethylsulfoxid (DMSO)	Sigma, Steinheim # D5879
Ethanol	Merck, Darmstadt, # 1.590100.500
Ethylendiamintetraazetat (EDTA)	Sigma, Steinheim, # E-5134
Ethylenglykol-bis (ß-aminoethyl)-tetraazetat (EGTA)	Sigma, Steinheim, # E-0396
ß-Glyzerolphosphat	Sigma, Steinheim, # G-6251
Glyzerol	Sigma, Steinheim, # G-5516
Glyzin	Roth, Karlsruhe, # 3908.3
Leupeptin	Sigma, Steinheim, # L-2023
Magermilchpulver (MP)	AppliChem, Darmstadt, # A0830.0500
Methanol	Merck, Darmstadt, # 1.06012.1000
Natriumchlorid (NaCl)	Fluka, Buchs, CH, # 71381
Natriumdodecylsulfat 20% (SDS)	Serva, Heidelberg, # 39575
Natriumfluorid (NaF)	Sigma, Steinheim, # S-7920
Natriumorthovanadat	Sigma, Steinheim, # S-6508
Natriumpyrophosphat	Sigma, Steinheim, # S-6422
NP 40 (IGEPAL CA-630)	Sigma, Steinheim, # I-3021
Dulbecco's PBS (10x ohne Mg^+ und Ca^{2+})	PAA, Pasching, A, # H15-011
Pepstatin A	Sigma, Steinheim, # P-4265
Phenylmethylsulfonyl-Fluorid (PMSF)	Sigma, Steinheim, # P-7626

2 Material und Methoden

Polyoxyethylen (20)-sorbitanmonolaurat (Tween 20)	Sigma, Steinheim, # P-1379
Rinderserumalbumin (BSA)	Sigma, Steinheim, # A-7906
Röntgen-Entwickler LX 24	Kodak, Paris, F, # 5070933
Röntgen-Fixierlösung	Tetenal, Norderstedt, # 101043
TEMED	Sigma, Steinheim, # T-9281
Tris-(hydroxymethyl)-aminomethan (Tris)	Roth, Karlsruhe, # 4855.2

2.3.1.2 Markerproteine, Kits

BCA Protein Assay Kit	PIERCE, Rockford, USA, # 23225
Precision Plus Protein Standard Marker	Bio-Rad, München, # 161-0373
Supersignal® West Pico Chemilumineszenz Substrat	PIERCE, Rockford, USA # 34080.02 CG 5045 3A

2.3.1.3 Antikörper

Primärantikörper:

Polyklonaler Akt-Antikörper (Kaninchen)	Cell Signaling, Beverly, USA, # 9272
Polyklonaler Phospho-Akt-(Ser473)-Antikörper (Kaninchen)	Cell Signaling, Beverly, USA, # 9271
Polyklonaler Phospho-Akt-(Thr308)-Antikörper (Kaninchen)	Cell Signaling, Beverly, USA, # 9275
Polyklonaler eNOS (NOS3)-Antikörper (C20) (Kaninchen)	Santa Cruz Biotechnology, Santa Cruz, USA, # sc-654
Polyklonaler Phospho-eNOS-(Ser1177)-Antikörper (Kaninchen)	Cell Signaling, Beverly, USA, # 9571

2 Material und Methoden

Monoklonaler GAPDH-Antikörper   Bio Trend, Köln,
(Maus)   # 4699-9555

Sekundärantikörper:

HRP-gekoppelter Anti-Kaninchen-Antikörper   Amersham, Freiburg, # NA 934
HRP-gekoppelter Anti-Maus-Antikörper   Amersham, Freiburg, # NA 931

2.3.1.4 Pharmaka für die molekularbiologischen Untersuchungen

Die Wirkungen und das Ansetzen der verschiedenen Pharmaka wurden bereits unter 2.2.4 beschrieben. Deshalb erfolgt an dieser Stelle nur eine kurze Übersicht.

Substanz	Stammlösung	Endkonzentration
UcnII	10^{-5} M	1×10^{-7} M
H89	10^{-2} M	5×10^{-6} M
LY 294002	10^{-3} M	1×10^{-5} M
Wortmannin	10^{-5} M	3×10^{-7} M

Tab. 2.7. Übersicht der verwendeten Pharmaka und deren Konzentrationen

2.3.1.5 Technische Geräte

Ray Film (13 cm x 18 cm)   Fuji Film, Chicago, USA, # 4014403
Gelelektrophoreseapparatur   Bio-Rad, München
Mini-Trans-Blot Cell
Gelgießapparatur   Bio-Rad, München
Dry Block Heater HBS 130   Star Laboratory, Menlo Park, USA
Multi Imager^{TM}, Light Cabinet System   Alpha Innotech Corp., San Leandro, USA
Nitrozellulose-Transfermembran   Schleicher & Schuell, Dassel, # 10401196
(Porengröße 0,45 µm)
Tischschüttler Polymax 1040   Heidolph, Kerlheim
Transferkammer Mini Protean 3 Cell   Bio-Rad, München

Transformator Power Pac 300   Bio-Rad, München
Zentrifuge 1-15   Sigma, Steinheim

2.3.2 Ausplattieren und Ernten der Ventrikelmyozyten

2.3.2.1 Laminieren der Zellkulturschalen

Die verwendeten Zellkulturschalen (Sarstedt, Durchmesser: 100x20 mm, # 83.1802) wurden vor dem Ausplattieren mit Laminin behandelt. Das Laminin (siehe unter 2.1.3, S.18) wurde mit M199-Medium (ready to use) in einem Verhältnis von 1:100 gemischt (30 µl Laminin in M199 Medium) und auf den Platten verteilt. Anschließend wurden die Schalen für 1 Stunde bei Raumtemperatur mit dieser Lösung inkubiert.

2.3.2.2 Ausplattierung und Behandlung der Herzmuskelzellen

Vor dem Ausplattieren der Herzmuskelzellen wurde das lamininhaltige Medium abgesaugt. Pro Schale wurden 500.000 Zellen pro 5 ml M199-Medium (ready to use) ausplattiert. Anschließend erfolgte eine 2-stündige Inkubation bei Raumtemperatur. Dies diente dem Anwachsen der Zellen an den Boden der Kulturschalen, damit diese beim späteren Waschen nicht verloren gingen.
Anschließend wurden die Ventrikelzellen mit den verschiedenen Hemmstoffen und UcnII behandelt. In jedem Versuchsansatz blieb eine Kulturschale unbehandelt und diente als Kontrolle.

2.3.3 Gewinnung des Myozytenhomogenats

Nach der Inkubation mit UcnII und den Hemmstoffen wurden die Myozyten geerntet und für die molekularbiologischen Untersuchungen homogenisiert. Für die Gewinnung eines Myozytenhomogenats wurde ein Homogenisierungspuffer folgender Zusammensetzung verwendet

2 Material und Methoden

Substanz	Konzentration	MW g/mol
NP 40 (IPEGAL CA-630)	1%	–
Glycerol	10%	–
Natriumchlorid	137 mM	58,44
Tris-HCl, pH 7,4	20 mM	121,14
Natriumfluorid	20 mM	41,99
Natriumorthovanadat	1 mM	183,9
Natriumpyrophosphat	1 mM	446,1
ß-Glycerolphosphat	50 mM	216
EDTA, pH 8	10 mM	372
EGTA, pH 7	1 mM	380,4
Aprotinin	4 µg/ml	651,2
Leupeptin	4 µg/ml	475,6
Pepstatin A	4 µg/ml	685,9
PMSF	1 mM	174,2

Tab. 2.8 Homogenisierungspuffer

Um eine Dephosphorylierung und Degradation der Proteine zu vermeiden, wurden alle Schritte unter Kühlung im Eisbad durchgeführt. Das Medium wurde aus den Schalen abgesaugt. Anschließend wurde auf jede Schale D-PBS (Dulbecco's phosphatgepufferte Kochsalzlösung) aufgetragen. Diese Lösung diente dem Waschen und Entfernen des restlichen Mediums und wurde ebenfalls abgesaugt. Im Anschluss wurde der Homogenisierungspuffer auf die Zellen gegeben. Mit einem Zellschaber wurden die Myozyten vom Boden der Schalen abgekratzt und mit einer Pipette in ein 1,5 ml Eppendorf-Reaktionsgefäß übertragen. Durch Auf- und Abziehen mittels einer Spritze (G27) wurden die Zellen zertrümmert. Die Suspension wurde unter Kühlung (4°C) bei 14.000 U/min für 5 min zentrifugiert. Dies diente dazu, die Zelltrümmer vom proteinhaltigen Überstand zu trennen. Der Überstand wurde abgesaugt und in ein neues 1,5 ml Eppendorf-Reaktionsgefäß überführt. Von dem gewonnen Überstand wurden 10 µl für die Proteinbestimmung in ein weiteres Eppendorf-Reaktionsgefäß pipettiert. Beide Reaktionsgefäße wurden bis zur Weiterverarbeitung in flüssigem Stickstoff schockgefroren und bei -80°C gelagert.

2.3.4 Bestimmung der Proteinkonzentration des Myozytenhomogenats

Die Proteinkonzentrationsbestimmung erfolgte mittels Bicinchoninsäure (BCA)-Reagenz (PIERCE, Reagenz A, # 23223, Reagenz B, # 23224). Der zugrunde liegende Mechanismus beruht auf einer Reaktion von Cu^{2+}-Ionen mit Proteinen. Dadurch werden Cu^{2+}-Ionen zu Cu^{+}-Ionen in alkalischen Medien reduziert (Biuret-Reaktion). Durch Interaktion des Protein-Cu^{+}-Komplexes mit Bicinchoninsäure entsteht ein violetter und wasserlöslicher Komplex (Chromophor), dessen Extinktion bei 562 nm direkt proportional zur Proteinkonzentration verläuft.

Zunächst wurde mit BSA eine Konzentrationsreihe mit Homogenisierungspuffer von 0,5 - 3,0 µg/µl in 0,5 µg Schritten angefertigt (BSA dient als Proteinstandard). Von den Myozytenhomogenaten und der Konzentrationsreihe wurden jeweils 10 µl in ein Reaktionsgefäß pipettiert und mit 500 µl BCA-Reagenz aufgefüllt. Die Extinktion wurde bei 562 nm gegen den Leerwert, bestehend aus Homogenisierungspuffer und BCA-Reagenz, photometrisch bestimmt. Anhand der Proteinkonzentrationsreihe konnten die Proteinkonzentrationen der Myozytenhomogenate ermittelt werden.

2.3.5 SDS-Polyakrylamid-Gelelektrophorese

Für die SDS-Polyakrylamid-Gelelektrophorese nach Laemmli (Laemmli 1970) wurden Tris/SDS-gepufferte Trenngele mit einer Konzentration von 10% Polyakrylamid sowie Sammelgele hergestellt.

<u>Zusammensetzung des Trenngels</u>

Akryl-/Bisakrylamid	7,50	ml
4x Tris/SDS, pH 8,8	5,63	ml
10% APS	75	µl
TEMED	15	µl
Aqua bidest	9,38	ml

2 Material und Methoden

Zusammensetzung des Sammelgels

Akryl-/Bisakrylamid	1,00	ml
4x Tris/SDS, pH 6,8	1,88	ml
10% APS	37,5	µl
TEMED	15	µl
Aqua bidest.	4,62	ml

Durch das Detergenz SDS (Sodium dodecylsulphate) wird die Quartär- und Tertiärstruktur von Proteinen zerstört und diesen eine negative Ladung angelegt. Die negative Ladung ermöglicht die Auftrennung der Proteine im elektrischen Feld im Polyakrylamidgel anhand ihrer molekularen Masse. Das Molekulargewicht der zu untersuchenden Proteine war unterschiedlich. Aus diesem Grund konnten verschiedene Proteine auf einem Blot dargestellt werden. Das Molekulargewicht der untersuchten Proteine betrug für Akt ~57 kD, für eNOS ~133 kD und für GAPDH ~36 kD. Zum Nachweis der Proteine wurde eine Proteinmenge von 40 µg benötigt. Für jedes Homogenat wurde das entsprechende Volumen anhand der Proteinkonzentration ermittelt. Anschließend wurde ein Drittel des Volumens mit 4x Laemmli-Puffer hinzugefügt.

Zusammensetzung des Laemmli-Puffer

EGTA	16	mM
SDS	4	% (w/v)
Tris-HCl, pH 6,8	40	mM
DTT	16	mM
Glycerol	47	% (v/v)
Bromphenolblau	0,05	% (w/v)

Alle Proben wurden vor dem Auftragen für 5 min bei 95°C erhitzt, um die Proteine zu denaturieren, anschließend kurz (ca. 2 min) auf Eis gekühlt und für 2 min zentrifugiert. Der Blau gefärbte Marker (Precision Plus Protein Standard) wurde ebenfalls für 5 min bei 95°C erhitzt. Bis zum Auftragen wurden die Proben auf Eis gelagert.

Um verschiedene Immunoblots miteinander vergleichen zu können, wurde eine Konzentrationsreihe (20 µg – 40 µg – 60 µg) aufgetragen. Für die Konzentrationsreihe wurden Ventrikelmyozyten verschiedener Herzen gepoolt. Der Pool war für alle Blots identisch.

Die polymerisierten SDS-Gele wurden in die Gelelektrophoreseapparatur eingespannt und mit SDS-Laufpuffer gefüllt.

Zusammensetzung des SDS-Laufpuffers (2 l, pH 8,3)

Tris-Base	6,04 g
Glyzin	28,8 g
SDS	2 g

Es erfolgte keine weitere pH-Einstellung durch HCl-Zugabe, da Cl^--Ionen das Ionensystem stören und so zu unscharfen Banden führen.

Danach wurden der Marker und die Proben (Kontrollhomogenate sowie behandelte Myozytenhomogenate) auf das Gel aufgetragen. Die Elektrophorese wurde gestartet bei 80 Volt, bis die Lauffront der Proben vom Sammelgel in das Trenngel überging. Danach wurde die Spannung auf 120 Volt erhöht. Der Lauf wurde gestoppt, wenn die Banden begannen, in den Laufpuffer überzugehen.

2.3.6 Transfer der Proteine auf eine Nitrozellulose-Membran

Nach Auftrennung durch die Gelelektrophorese wurden die Proteine für die Antikörper-Bestimmung auf eine Nitrozellulose-Membran mit einer Porengröße von 0,45 µm transferiert. Für den Transfer wurde folgender Transferpuffer verwendet:

Zusammensetzung des 10x Transferpuffers (2 l)

Tris-Base	78,8 g
Glyzin	28,8 g

2 Material und Methoden

Bei der Herstellung des 1x Transferpuffers wurde der Lösung 20% Methanol hinzugefügt, um die Proteinbindungsstellen der Nitrozellulose-Membran zu aktivieren. Deshalb wurden das Filterpapier und die Nitrozellulose-Membran bereits während der Gelektrophorese in Transferpuffer eingeweicht. Die Blotkammer wurde mit Transferpuffer aufgefüllt. Danach wurde das so genannte „Transfer-Sandwich", bestehend aus einem Schwämmchen, 2 Lagen Filterpapier, einer Nitrozellulose-Membran, dem Polyakrylamidgel, 2 Lagen Filterpapier sowie einem weiteren Schwämmchen, zusammengesetzt und in die Transferkammer überführt. Beim Zusammensetzen des „Transfersandwich" muss ein Blasenfang zwischen den Grenzflächen der verschiedenen Lagen – insbesondere zwischen Gel und Membran – vermieden werden, um den Transfer nicht zu beeinträchtigen. Das Blotten erfolgte über Nacht bei 4°C und einer Stromstärke von 150 mA/cm^2. Während des Blottens werden die Proteine vom Trenngel auf die Nitrozellulose-Membran übertragen.

Am Ende des Transfers wurde die Membran entnommen und für 2-3 min bei Raumtemperatur in Ponceau-Lösung angefärbt. Ponceau-Lösung enthält Trichloressigsäure, die zur Fixierung der Proteine auf der Membran beiträgt. Durch die Ponceaurot-Färbung wurden die Proteinbanden auf der Membran sichtbar. Dies erleichterte das exakte Schneiden der Membran, welches notwendig war, um gleichzeitig mehrere Proteine in einer Probe nachzuweisen. Der gleichzeitige Nachweis verschiedener Proteine in einer Probe wird durch unterschiedliche Proteingrößen ermöglicht. In dieser Arbeit wurden die drei Proteine eNOS (~133 kDa), Akt (~57 kDa) und GAPDH (~36 kDa) bestimmt. Die Membran wurde einmal zwischen 40-50 kDa, sowie ein weiteres Mal zwischen 75-100 kDa geschnitten. Im Anschluss wurden die Membranfragmente mit 5%igem Milchpulver in TBST für 1 Stunde bei Raumtemperatur geblockt. Das dient zum ersten dem Auswaschen der Ponceau-Lösung, und zum zweiten werden die unspezifischen Proteinbindungsstellen der Membran gesättigt.

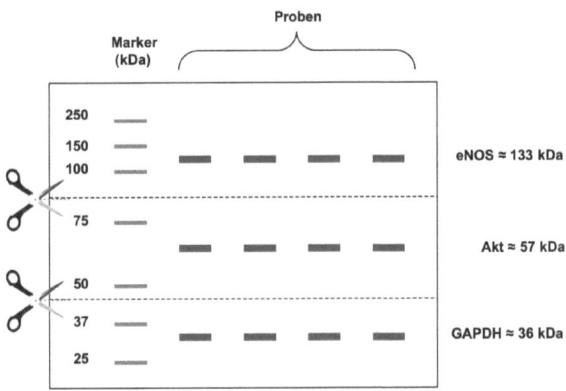

Abb. 2.9. Schematische Darstellung einer Nitrozellulose-Membran nach Beendigung des Blottens.
Die gestrichelten Linien deuten die beiden Schnittstellen an. Blaue Linien zeigen Markerbanden und rote Linien die nachzuweisenden Proteine.

Zusammensetzung des TBST-Puffers, pH 7,5 (2 l)

NaCl	19,82	g
Tris-Base	2,42	g
Tween 20	2,0	ml

2.3.7 Immundetektion

Zunächst wurde die Membran für 3x 10 min mit TBST gewaschen und anschließend über Nacht bei 4°C mit dem phosphospezifischen Primärantikörper (gelöst in TBST) inkubiert.
Folgende Verdünnungen der Primärantikörper wurden gewählt:

Polyklonaler Akt-Antikörper	1:1000
Polyklonaler Phospho-Akt-(Ser473)-Antikörper	1:1000
Polyklonaler Phospho-Akt-(Thr308)-Antikörper	1:750

Polyklonaler eNOS-Antikörper (C20)	1:1000
Polyklonaler Phospho-eNOS-(Ser1177)-Antikörper	1:750
Monoklonaler GAPDH-Antikörper	1:40000

Am nächsten Tag wurde der nicht gebundene Primärantikörper durch Waschen (3x 10 min) mit TBST entfernt. Im Anschluss erfolgte die Inkubation des Sekundär-Antikörpers (gelöst in 0,5% Milchpulver) für eine Stunde bei Raumtemperatur.

Verdünnung der Sekundärantikörper

HRP-gekoppelter Anti-Kaninchen-Antikörper	1:3000
HRP-gekoppelter Anti-Maus-Antikörper	1:10000

Überschüssiger, nicht gebundener Sekundärantikörper wurde durch 4x 10 min Waschen mit TBST entfernt. Nach dem Waschvorgang erfolgte die Immundetektion mit Luminol. Dafür wurde die Membran für 5 min in ECL-Lösung (ECL = enhanced chemiluminescence) inkubiert. Anschließend wurde der Blot in einer Entwicklerkassette in Folie eingepackt und mit einem Röntgenfilm unterschiedlich lange belichtet. Die Belichtungszeit betrug zwischen einigen Sekunden und maximal 30 min.

Der Sekundärantikörper ist mit dem Enzym Meerrettich-Peroxidase (HRP: horseradish peroxidase) gekoppelt, das die Reaktion von Luminol mit Wasserstoffperoxid (H_2O_2) katalysiert. Während dieser biochemischen Reaktion wird Licht freigesetzt, die Chemilumineszenz, die auf dem Röntgenfilm zu einer Schwärzung führt.

Nach erfolgreicher Filmentwicklung wurde der Blot gestrippt. Dafür wurden die Membranen zunächst für 4 min in Aqua bidest. gewaschen, dann für 8 min in 0,2 N NaOH überführt und anschließend wieder für 4 min in Aqua bidest gewaschen. NaOH bewirkt, dass sich alle bisher gebundenen Antikörper von ihren Antikörperbindungsstellen lösen konnten, damit eine zweite Immunreaktion mit dem spezifischen Proteinantikörper stattfinden konnte. Nun erfolgte die zweite Antikörperreaktion mit dem spezifischen Proteinantikörper in der oben beschriebenen Vorgehensweise.

2.3.8 Auswertung der Western-Immunoblots

Die auf dem Röntgenfilm schwarz gefärbten Proteinbanden wurden mittels eines Multi Imager Light Cabinet Systems erfasst und densitometrisch quantifiziert. Für die Konzentrationsreihe des Poolhomogenats wurde eine lineare Regression erstellt. Mithilfe der Regressionsgraden wurden die Werte für die aufgetragenen Proben normalisiert, damit verschiedene Blots untereinander verglichen werden konnten. Anschließend wurde der Quotient aus phosphoryliertem Protein zu Gesamtprotein gebildet (pAkt/Akt, peNOS/eNOS), um den Phosphorylierungsgrad der beiden Proteine zu ermitteln. Der Quotient der mit UcnII behandelten Proben wurden auf den Wert der unbehandelten Proben (Kontrollhomogenat = 100%) normalisiert.

2.4 Statistische Auswertung

Alle Ergebnisse, sowohl die der Western-Immunoblots als auch die der zellphysiologischen Versuche, wurden als Mittelwert ± Standardfehler des Mittelwerts (SEM) angegeben. Die Daten wurden mit einer Varianzanalyse (ANOVA) oder dem Student t-Test auf signifikante Unterschiede getestet. Eine Irrtumswahrscheinlichkeit von $p<0,05$ wurde als statistisch signifikant angesehen.

3 Ergebnisse

3.1 Western-Immunoblot-Untersuchungen zur Urocortin-II-vermittelten Phosphorylierung von Akt und eNOS in Kaninchen-Ventrikelmyozyten

In der vorliegenden Arbeit untersuchten wir die Hypothese, dass UcnII eine eNOS-Phosphorylierung über den PKA- und den PI3K/Akt-Signalweg hervorruft und dass diese eNOS-Phosphorylierung die NO-Bildung in Kaninchen-Ventrikelmyozyten steigert.

3.1.1 Zeitabhängigkeit der Phosphorylierung von Akt am Serin-473 nach Urocortin-II-Gabe

Um die Zeitabhängigkeit der Phosphorylierung von Akt am Serin-473 nach Ucn-II-Gabe in Ventrikelmyozyten zu untersuchen, wurden die isolierten Kaninchenmyozyten auf Zellkulturschalen ausplattiert und unterschiedlich lang mit UcnII (100 nM; eine maximal wirksame Konzentration; Yang et al. 2006) inkubiert.

3 Ergebnisse

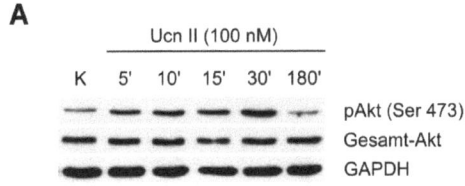

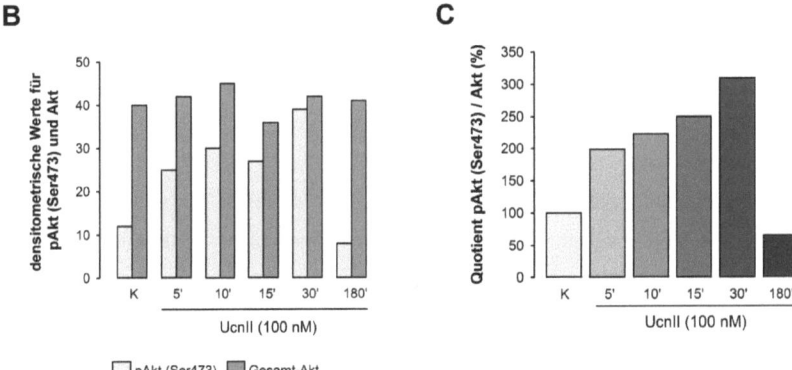

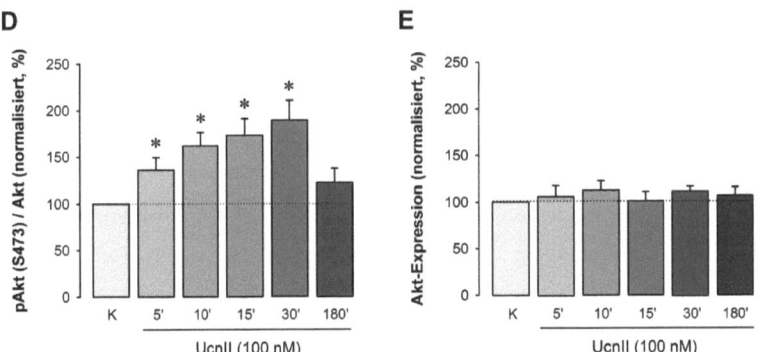

Abb. 3.1. Zeitabhängigkeit der Ucn-II-induzierten Akt-Phosphorylierung am Serin-473.
(A) Western Blots mit Antikörpern gegen phosphoryliertes Akt (obere Bande, pAkt Ser473), Gesamt-Akt (mittlere Banden, Akt) und Gesamt-GAPDH (untere Banden). (B) Auftragung der densitometrisch ermittelten Werte für pAkt (Ser473) (helle Balken) und Akt (dunkle Balken). (C) Auftragung der Quotienten pAkt (Ser473)/Akt. (D) Zeitabhängigkeit der Ucn-II-induzierten

Akt-Phosphorylierung am Serin-473 von isolierten Kaninchenmyozyten (MW±SEM, n=11), * p<0,05 vs Kontrolle. (E) Zeitabhängigkeit der Ucn-II-vermittelten Akt-Expression (MW±SEM, n=6)

Abbildung 3.1A zeigt einen Original-Western-Blot. Die obere Bande zeigt die Färbung der Membran mit einem phosphospezifischen Antikörper gegen Akt (pAkt; Phosphorylierungsstelle Serin-473). In der mittleren Reihe wurde die Bande derselben Membran mit einem Antikörper gegen Akt gefärbt, der nicht zwischen phosphoryliertem und nicht-phosphoryliertem Protein unterscheidet und somit die Gesamtproteinmenge von Akt bestimmt. Die mittleren Gesamtproteinbanden waren nahezu gleich stark, d.h. dass die Akt-Expression durch UcnII nicht verändert wurde. Die Phosphorylierung des Serin-473 dagegen variierte mit der Dauer der Ucn-II-Gabe. Die Phosphorylierung nahm zunächst mit steigender Inkubationsdauer zu. Nach 30 min wurde ein Maximum erreicht und nach 180 min sank die Phosphorylierung stark ab.

Als Kontrolle wurde der untere Teil derselben Membran mit einem Antikörper gegen Glycerinaldehyd-3-phosphat-Dehydrogenase (GAPDH) gefärbt. GAPDH, ein Enzym der Glykolyse, kommt ubiquitär in allen Geweben vor. Seine Expression wird kaum reguliert und dient daher bei Western-Blot-Untersuchungen als Kontrolle für die Proteinbeladung. Die GAPDH-Banden waren ebenfalls nahezu gleich stark, d.h. dass die GAPDH-Expression durch UcnII ebenfalls nicht beeinflusst wurde und dass die Proteinbeladung der einzelnen Proben gleichmäßig war.

Die unterschiedlichen Schwärzungsgrade der Akt-Banden wurden densitometrisch erfasst und in Abb. 3.1B dargestellt. Man erkennt, dass der Gesamt-Akt-Gehalt (dunkle Balken) der einzelnen Proben etwa gleich groß war. Außerdem bestätigt sich, das UcnII zeitabhängig die Phosphorylierung von Akt am Serin-473 (helle Balken) steigerte. Zur Quantifizierung der Ucn-II-induzierten Phosphorylierung von Akt am Serin-473 wurde der Quotient (Abb. 3.1C) aus phosphoryliertem Akt zu Gesamt-Akt gebildet: pAkt (Ser473)/Akt.

Abb. 3.1D fasst die Daten von 11 verschiedenen Experimenten (Isolierungen) zusammen. Um die Vergleichbarkeit zwischen den einzelnen Experimenten zu gewährleisten, wurden die relativen Änderungen des Phosphorylierungsgrades im Vergleich zur unbehandelten Kontrolle aufgetragen. Es zeigte sich, dass die Ucn-II-Gabe zu einer zeitabhängigen Phosphorylierung von Akt führte. Schon nach 5 min war die Phosphorylierung von Akt signifikant auf 136±13% (n=9, p<0,05) erhöht. Nach 30 min wurde die maximale Phosphorylierung erreicht mit einem Wert von 189±21% (n=11, p<0,01). Anschließend war die Phosphorylierung von Akt rückläufig und erreichte nach 180 min einen Wert von 122±15% (n=11). Dieser Wert war nicht mehr signifikant unterschiedlich von der Kontrolle. In Abb. 3.1E werden die Daten der entsprechenden Akt-Expression dargestellt. Die relativen Änderungen des Expressionsgrades wurden im Vergleich zur unbehandelten Kontrolle aufgetragen. Wie schon im Originalblot beispielhaft gezeigt, verdeutlichen die Mittelwerte, dass die Akt-Expression in Gegenwart von UcnII nahezu unverändert blieb.

3.1.2 Zeitabhängigkeit der Phosphorylierung von Akt am Threonin-308 nach Urocortin-II-Gabe

Für diese Versuchsreihe wurden die Kaninchen-Ventrikelmyozyten für unterschiedliche Zeiten mit 100 nM UcnII behandelt.

A

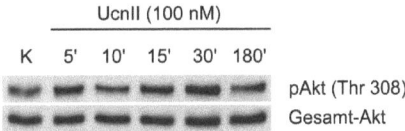

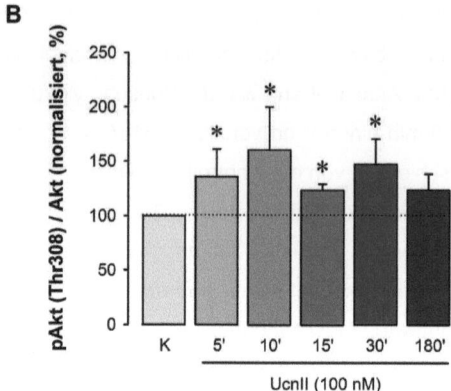

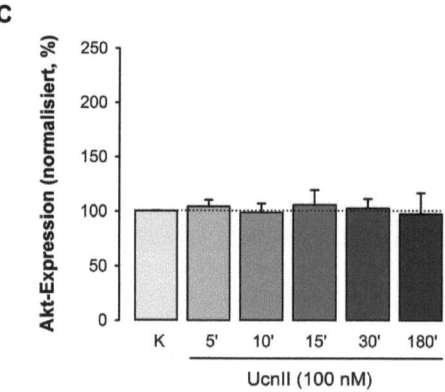

Abb. 3.2. Zeitabhängigkeit der Ucn-II-induzierten Akt-Phosphorylierung am Threonin-308.

(A) Western-Blots mit Antikörpern gegen phosphoryliertes Akt (obere Bande, pAkt Thr308) und Gesamt-Akt (untere Banden, Akt). (B) Zeitabhängigkeit der Ucn-II-induzierten Akt-Phosphorylierung am Threonin-308 von isolierten Kaninchenmyozyten (MW±SEM, n=6), * $p<0,05$ vs Kontrolle. (C) Zeitabhängigkeit der Akt-Expression in Gegenwart von UcnII (MW±SEM, n=6).

Abb. 3.2A zeigt einen Original-Western-Blot. Die obere Bande zeigt die Färbung mit einem phosphospezifischen Antikörper gegen Akt (pAkt; Phosphorylierungsstelle Threonin-308). In der unteren Reihe wurde die Bande mit einem Antikörper gegen Akt gefärbt, der die Gesamtproteinmenge von Akt bestimmt. Die untere Gesamtproteinbande waren nahezu gleich stark, d.h. dass die Akt-Expression durch

UcnII nicht verändert wurde. Die Phosphorylierung des Threonin-308 dagegen veränderte sich mit der Dauer der Ucn-II-Gabe. Die Phosphorylierung nahm zunächst mit steigender Inkubationsdauer zu. Nach 30 min wurde ein Maximum erreicht und nach 180 min sank die Phosphorylierung stark ab.

In Abb. 3.2B sind die Daten aus 6 verschiedenen Isolierungen zusammengefasst. Die relativen Änderungen des Phosphorylierungsgrades wurden auf die unbehandelte Kontrolle normiert. Die Ucn-II-Gabe führte zu zeitabhängigen Änderungen der Phosphorylierung am Threonin-308. Bereits nach 5 min wurde eine signifikante Erhöhung der Phosphorylierung am Threonin-308 auf 136±25% (n=6, p<0,05) nachgewiesen. Das Maximum der Phosphorylierung wurde nach 10 min mit einem Wert von 160±40% (n=6, p<0,05) erreicht. Anschließend war die Akt-Phosphorylierung am Threonin-308 rückläufig und erreichte nach 180 min einen Wert von 124±15% (n=6, p<0,05). In Abbildung 3.2C sind die relativen Änderungen der Akt-Expression, normalisiert auf die unbehandelte Kontrolle, dargestellt. Es ist zu erkennen, dass in Gegenwart von UcnII die Akt-Expression unverändert blieb.

3.1.3 Zeitabhängigkeit der Phosphorylierung der eNOS am Serin-1177 nach Urocortin-II-Gabe

A

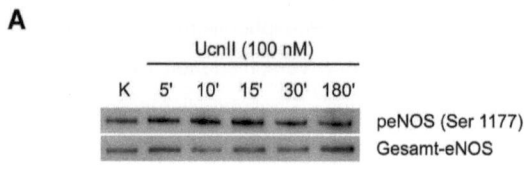

B

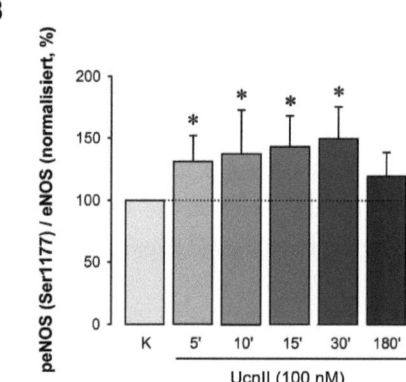

C

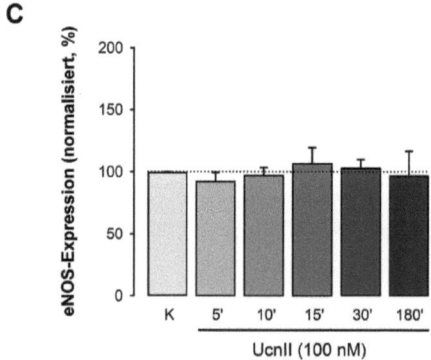

Abb. 3.3. Zeitabhängigkeit der Ucn-II-induzierten eNOS-Phosphorylierung am Serin-1177.
(A) Western-Blots mit Antikörpern gegen phosphorylierte eNOS (obere Bande, peNOS Ser1177) und Gesamt-eNOS (untere Banden, eNOS). (B) Zeitabhängigkeit der Ucn-II-induzierten eNOS-Phosphorylierung am Serin-1177 von isolierten Kaninchenmyozyten

(MW±SEM, n=6), * p<0,05 vs Kontrolle. (C) Zeitabhängigkeit der eNOS-Expression in Gegenwart von UcnII (MW±SEM, n=6)

Die Abb. 3.3A zeigt einen Original-Blot des eNOS-Proteins. Die obere Bande zeigt das phosphorylierte Protein (Phosphorylierungsstelle am Serin-1177). In der unteren Bande ist das Gesamtprotein dargestellt. UcnII hatte keinen Einfluss auf die eNOS-Expression, d.h. die Gesamtproteinbanden waren etwa gleich stark. UcnII führte jedoch zu einer zeitabhängigen Phosphorylierung des Serins-1177. Ähnlich wie bei Akt nahm auch die Phosphorylierung von eNOS zunächst mit steigender Inkubationsdauer zu. Nach 30 min wurde ein Maximum erreicht, bevor nach 180 min eine deutliche Abnahme der Phosphorylierung auftrat.

Abb. 3.3B fasst die Daten von 6 verschiedenen Experimenten zusammen. Die relativen Änderungen des Phosphorylierungsgrades wurden normiert auf die unbehandelte Kontrolle aufgetragen. Es zeigte sich, dass die Ucn-II-Gabe zu einer zeitabhängigen Phosphorylierung der eNOS führte. Schon nach 5 min war die Phosphorylierung der eNOS signifikant auf 138±17% (n=6, p<0,05) erhöht. Nach 30 min wurde die maximale Phosphorylierung erreicht mit einem Wert von 150±26% (n=6, p<0,01). Anschließend war die Phosphorylierung der eNOS rückläufig und erreichte nach 180 min einen Wert von 120±19% (n=6). Dieser Wert war nicht mehr signifikant unterschiedlich von der Kontrolle. Abb. 3.3C stellt die entsprechenden Daten der eNOS-Expression in Gegenwart von UcnII dar. Die relativen Änderungen der Expression wurden auf die unbehandelte Kontrolle normiert. Es ist zu erkennen, dass die Expression der eNOS durch UcnII nicht beeinflusst wurde.

Das Maximum der Akt-Phosphorylierung am Serin-473 und am Threonin-308 wurde nach 10-30 min erreicht. Ebenso wie die Phosphorylierung am Akt wurde das Maximum der Phosphorylierung der eNOS am Serin-1177 nach 30 min erreicht.

In den folgenden Versuchen, die zum Ziel hatten, die an der Phosphorylierung von Akt und eNOS beteiligten Proteinkinasen zu identifizieren, wurden die Ventrikelmyozyten daher immer für 30 min mit 100 nM UcnII behandelt.

3.1.4 Einfluss der Proteinkinase-Hemmstoffe Wortmannin, LY294002 und H89 auf die Ucn-II-induzierte Phosphorylierung von Akt und eNOS

Für diese Versuchsreihe wurden die Kaninchenzellen für je 30 min mit verschiedenen Proteinkinase-Hemmstoffen behandelt und anschließend für 30 min mit UcnII inkubiert. Außerdem wurde je Versuchsreihe eine Kulturschale nur mit UcnII behandelt (ohne Proteinkinasehemmstoff) und eine blieb unbehandelt (Kontrolle).

3.1.4.1 Wirkung der PI3K-Hemmstoffe Wortmannin und LY294002 auf die Ucn-II-induzierte Akt-Phosphorylierung am Serin-473

A

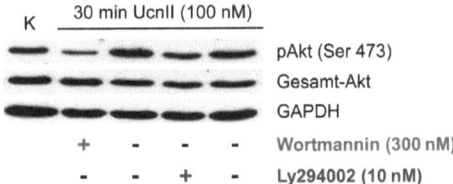

B

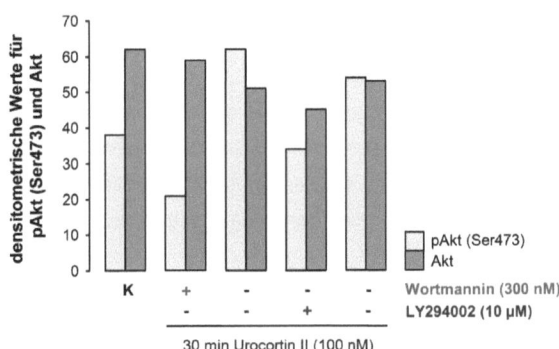

C

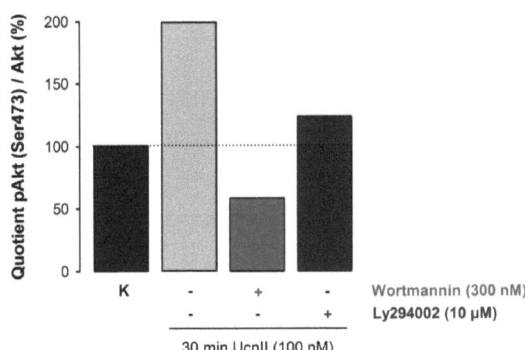

3 Ergebnisse

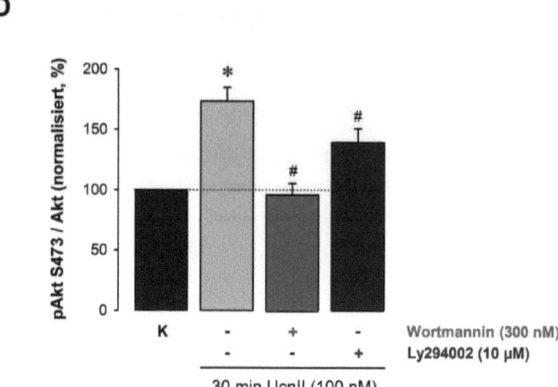

Abb. 3.4. Wirkungen der PI3K-Hemmstoffe Wortmannin und LY294002 auf die Ucn-II-induzierte Akt-Phosphorylierung am Serin-473.
(A) Western-Blots mit Antikörpern gegen phosphoryliertes Akt (obere Bande, pAkt Ser473), Gesamt-Akt (mittlere Banden, Akt) und Gesamt-GAPDH (untere Banden). (B) Auftragung der densitometrisch ermittelten Werte für pAkt-Ser473 (helle Balken) und Akt (dunkle Balken). (C) Auftragung der Quotienten pAkt (Ser473)/Akt. (D) Wirkungen der PI3K-Hemmstoffe Wortmannin und LY294002 auf die Ucn-II-induzierte Akt-Phosphorylierung am Serin-473 von isolierten Kaninchenmyozyten (MW±SEM, n=20), $*p<0,05$ vs UcnII.

In der Abb. 3.4A ist ein Original-Western-Blot von pAkt-Ser473 (oben) und Gesamt-Akt (Mitte) in An- und Abwesenheit der PI3K-Hemmstoffe Wortmannin und LY294002 dargestellt. Ucn-II-induzierte obere Bande zeigt deutliche Unterschiede im Phosphorylierungsgrad von Akt am Serin-473. Im Vergleich zur unbehandelten Kontrolle erhöhte UcnII die Akt-Phosphorylierung am Serin-473. Die PI3K-Hemmstoffe Wortmannin (300 nM) und LY294002 (10 µM) dagegen verminderten die Ucn-II-induzierte Akt-Phosphorylierung am Serin-473 stark. Die Gesamt-Akt-Banden weisen ein nahezu einheitliches Bild auf.

Der densitometrisch ermittelte Proteingehalt von pAkt-Ser473 und Akt ist in Form eines Balkendiagramms in Abb. 3.4B dargestellt. Diese Auftragung bestätigt, dass der Gesamt-Akt-Gehalt der verschiedenen Proben etwa gleich groß war und dass die Blockade der PI3K durch Wortmannin und LY294002 die Ucn-II-induzierte Akt-Phosphorylierung am Serin-473 verringerte.

Die relativen Änderungen des Phosphorylierungsgrades von Akt (pAkt-Ser473/Akt) des oben gezeigten Western Blots, normiert auf die Kontrolle (K), sind in Abb. 3.4C wiedergegeben.

In Abb. 3.4D sind die Ergebnisse der Phosphorylierung der Akt am Serin-473 aus 20 verschiedenen Isolierungen zusammengefasst. Die relativen Änderungen der Akt-Ser473-Phosphorylierung wurden normiert auf die Kontrolle aufgetragen. UcnII steigerte die Akt-Phosphorylierung am Serin-473 auf 173±12% (n=20, $p<0,01$). Die PI3K-Hemmstoffe Wortmannin und LY294002 führten zu einer deutlich verminderten Phosphorylierung der Akt am Serin-473. In Gegenwart von Wortmannin betrug die Phosphorylierung 96±9% (n=20, # $p<0,01$) und in Gegenwart von LY294002 139±11% (n=11, # $p<0,05$) der Kontrolle. Beide Pharmaka führten damit zu einer signifikanten Reduktion der Ucn-II-induzierten Akt-Phosphorylierung am Ser-473.

3.1.4.2 Wirkung der Proteinkinase-Hemmstoffe Wortmannin und H89 auf die Ucn-II-induzierte Akt-Phosphorylierung am Serin-473

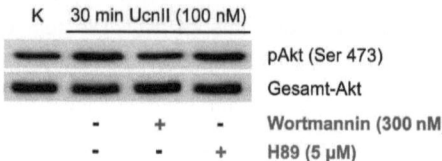

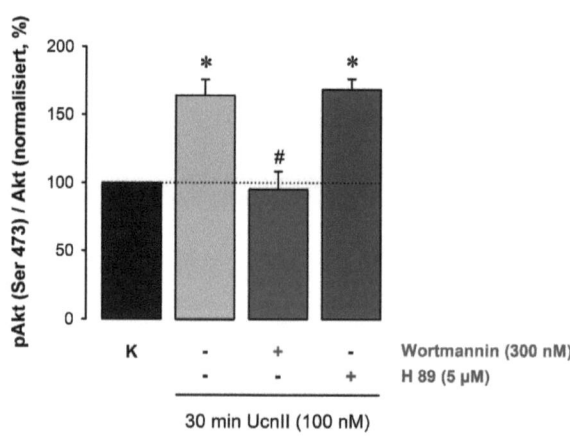

Abb. 3.5. Wirkungen der Proteinkinase-Hemmstoffe Wortmannin und H89 auf die Ucn-II-induzierte Akt-Phosphorylierung am Serin-473.
(A) Western-Blots mit Antikörpern gegen phosphoryliertes Akt (obere Bande, pAkt Ser473), Gesamt-Akt (untere Banden, Akt). (B) Wirkungen der Proteinkinase-Hemmstoffe Wortmannin und H89 auf die Ucn-II-induzierte Akt-Phosphorylierung am Serin-473 von isolierten Kaninchenmyozyten (MW±SEM, n=9), *p<0,05 vs Kontrolle, # p<0,05 vs UcnII.

In der Abb. 3.5.A ist ein Original-Western-Blot von pAkt-Ser473 (oben) und Gesamt-Akt (unten) in An- und Abwesenheit des PI3K-Hemmstoffes Wortmannin und des PKA-Hemmstoffes H89 dargestellt. Die Ucn-II-induzierte obere Bande zeigt deutliche Unterschiede im Phosphorylierungsgrad von Akt am Serin-473. Im Vergleich zur unbehandelten Kontrolle erhöhte UcnII die Akt-Phosphorylierung am Serin-473. In Gegenwart des PKA-Hemmstoffes H89 (5 µM) war die Phosphorylierung am Serin-473 nicht verändert. Der PI3K-Hemmstoff Wortmannin (300 nM) dagegen verminderte die Ucn-II-induzierte Akt-Phosphorylierung stark. Die Gesamt-Akt-Banden wiesen ein nahezu einheitliches Bild auf.

In Abb. 3.5B sind die Ergebnisse der Phosphorylierung von Akt am Serin-473 aus 9 verschiedenen Isolierungen zusammengefasst. Die relativen Änderungen der Akt-Ser473-Phosphorylierung wurden normiert auf die Kontrolle aufgetragen. Die Akt-Phosphorylierung am Serin-473 wurde in Gegenwart von UcnII auf 164±12% (n=9, $p<0,01$) gesteigert. In Gegenwart des PKA-Hemmstoffes H89 blieb die Ucn-II-induzierte Akt-Ser473-Phosphorylierung unverändert hoch bei 169±8% (n=9). Der Proteinkinase-Hemmstoff Wortmannin dagegen führte zu einer deutlich verminderten Phosphorylierung der Akt am Serin-473 auf 95±13% (n=9, # $p<0,01$).

3.1.4.3 Wirkung der Proteinkinase-Hemmstoffe Wortmannin und H89 auf die Ucn-II-induzierte Akt-Phosphorylierung am Threonin-308

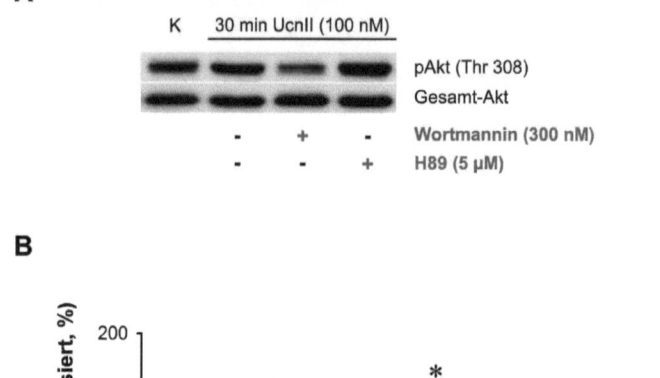

Abb. 3.6. Wirkungen von Wortmannin und H89 auf die Ucn-II-induzierte Akt-Phosphorylierung am Threonin-308.
(A) Western-Blot mit Antikörpern gegen phosphoryliertes Akt (obere Bande, pAkt Thr308) und Gesamt-Akt (untere Banden, Akt). (B) Wirkungen der Proteinkinase-Hemmstoffe Wortmannin und H89 auf die Ucn-II-induzierte Akt-Phosphorylierung am Threonin-308 von isolierten Kaninchenmyozyten (MW±SEM, n=15), *p<0,05 vs Kontrolle, # p<0,05 vs UcnII.

In der Abb. 3.6A ist ein Original-Western-Blot von pAkt-Thr308 (oben) und Gesamt-Akt (unten) in An- und Abwesenheit der Proteinkinase-Hemmstoffe Wortmannin und H89 dargestellt. Der Western-Blot verdeutlicht ebenfalls die unterschiedliche Wirkung der beiden Hemmstoffe auf die Ucn-II-induzierte Akt-Phosphorylierung am Threonin-

308. Die obere Bande zeigt deutliche Unterschiede im Phosphorylierungsgrad von Akt am Threonin-308. Im Vergleich zur unbehandelten Kontrolle erhöht UcnII die Phosphorylierung am Threonin-308. Ähnlich wie beim Serin-473 führt H89 zu keiner Änderung der Akt-Phosphorylierung am Threonin-308 nach Gabe von UcnII. Wortmannin hingegen führte zu einer deutlichen Abnahme der Akt-Phosphorylierung am Threonin-308.

In Abb. 3.6B sind die Ergebnisse der Phosphorylierung von Akt am Threonin-308 aus 15 verschiedenen Experimenten aufgeführt. Auch hier wurden die relativen Änderungen der Akt-Phosphorylierung am Threonin-308 normiert auf die Kontrolle aufgetragen. Es wird deutlich, dass UcnII die Akt-Phosphorylierung am Threonin-308 auf 139±12% (n=15, p<0,01) steigert. In Gegenwart des Kinasehemmstoffes H89 blieb die Ucn-II-induzierte Akt-Phosphorylierung am Threonin-308 unverändert hoch bei 150±12% (n=14, p<0,01). Im Gegensatz zu H89 dagegen führte Wortmannin zu einer deutlich verminderten Phosphorylierung der Akt am Threonin-308. Es wurde ein Wert von 82±6% (n=15, # p<0,0005) erreicht.

Zusammenfassend lassen die Ergebnisse den Schluss zu, dass UcnII über Stimulierung der PI3K die Akt-Phosphorylierung sowohl am Serin-473 als auch am Threonin-308 erhöht. Die Stimulierung des PKA-Signalweges ist nicht an der Akt-Phosphorylierung am Serin-473 und Threonin-308 beteiligt.

3.1.4.4 Wirkung der Proteinkinase-Hemmstoffe Wortmannin und H89 auf die Ucn-II-induzierte eNOS-Phosphorylierung am Serin-1177

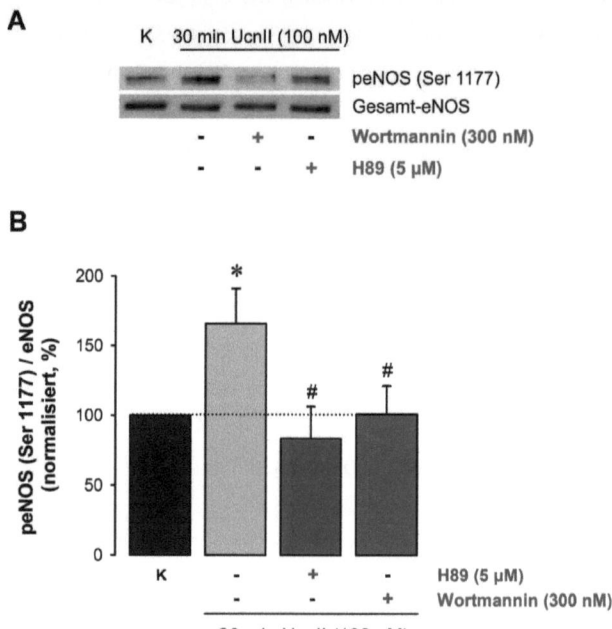

Abb. 3.7. Wirkungen von Wortmannin und H89 auf die Ucn-II-induzierte eNOS-Phosphorylierung am Serin-1177.
(A) Western-Blot mit Antikörpern gegen phosphorylierte eNOS (obere Bande, peNOS Ser1177), Gesamt-eNOS (untere Banden, eNOS). (B) Wirkungen der Proteinkinase-Hemmstoffe Wortmannin und H89 auf die Ucn-II-induzierte eNOS-Phosphorylierung am Serin-1177 von isolierten Kaninchenmyozyten (MW±SEM, n=12), * $p<0,05$ vs Kontrolle, # $p<0,05$ vs UcnII.

Ein Originalblot zur Darstellung der Wirkung von Wortmannin und H89 auf die Ucn-II-induzierte eNOS-Phosphorylierung am Serin-1177 ist in Abb. 3.7A dargestellt. Es ist zu erkennen, dass UcnII die eNOS-Phosphorlierung erhöhte und dass beide Blocker die Ucn-II-induzierte eNOS-Phosphorylierung verminderten.

In Abb. 3.7B sind die Mittelwerte des Quotienten peNOS (Ser1177)/eNOS als Balkendiagramm dargestellt. Hier wurden die relativen Änderungen der eNOS-

Phosphorylierung bezogen auf die Kontrolle aufgetragen. UcnII bewirkte eine Steigerung der eNOS-Phosphorylierung am Serin-1177 auf 174±16% (n=12, p<0,05). In Gegenwart von H89 wurde die Ucn-II-induzierte eNOS-Phosphorylierung auf 109±15% (n=11, # p<0,05) vermindert. Wortmannin reduzierte ebenfalls die Ucn-II-induzierte eNOS-Phosphorylierung am Serin-1177 auf einen Wert von 101±12% (n=12, # p<0,05).

Da sowohl Wortmannin als auch H89 die Ucn-II-induzierte eNOS-Phosphorylierung am Serin-1177 verminderten, deuten die Ergebnisse darauf hin, dass sowohl der PKA-Signalweg als auch der PI3K-Akt-Signalweg an der eNOS-Phosphorylierung beteiligt ist.

3.2 Funktionelle Untersuchung zur Urocortin-II-induzierten Stimulierung der zellulären NO-Produktion und fraktionellen Verkürzung in Kaninchen-Ventrikelmyozyten

Der in den vorangegangenen Untersuchungen erbrachte Nachweis einer Ucn-II-induzierten Phosphorylierung der eNOS am Serin-1177 ließ vermuten, dass die eNOS-Aktivität und damit die zelluläre NO-Produktion durch UcnII gesteigert wird. Um diese Hypothese zu überprüfen, wurde im Folgenden die zelluläre NO-Produktion mit Hilfe der konfokalen Lasermikroskopie und eines NO-sensitiven Fluoreszenzfarbstoffs direkt gemessen. Für diese Versuchsreihen wurden die isolierten Ventrikelmyozyten auf Glasbodenschälchen ausplattiert und je nach Versuchsprotokoll mit UcnII in An- und Abwesenheit verschiedener pharmakologischer-Hemmstoffe behandelt.

3 Ergebnisse

3.2.1 Zeitabhängigkeit der Ucn-II-induzierten NO-Bildung

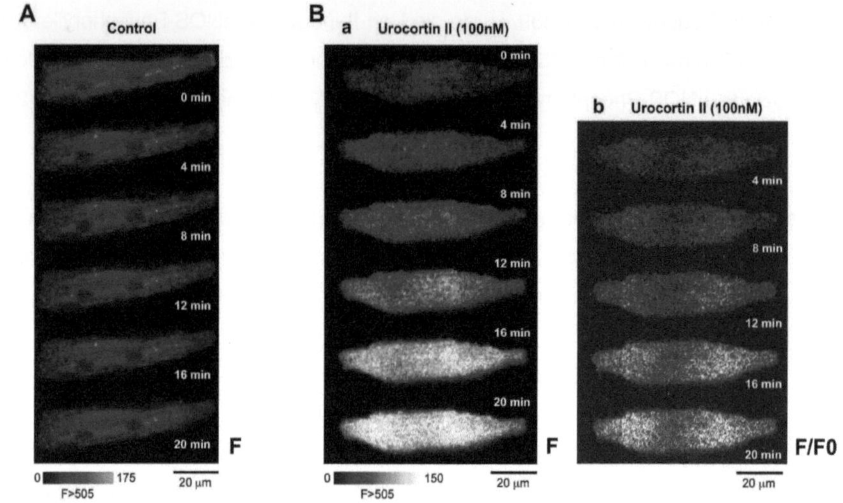

Abb. 3.8. Originalabbildungen zweier Zellen, beladen mit dem NO-Indikator DAF-FM, in Ab- und Anwesenheit von UcnII.

(A) Originalabbildungen einer Zelle ohne Gabe von UcnII (Kontrolle). Dargestellt ist die Hintergrund-korrigierte Fluoreszenz (F) über einen Zeitraum von 20 min. Die Fluoreszenz bleibt im blau bis blau-violetten Bereich (B) Abbildungen einer Zelle in Gegenwart von UcnII zu den Zeitpunkten 0, 4, 8, 12, 16 und 20 min nach Ucn-II-Gabe. Auf der linken Seite (a) ist die Hintergrund-korrigierte Fluoreszenz (F) dargestellt. Auf der rechten Seite (b) ist die normierte Fluoreszenz, F/F_0 (normiert auf den Wert bei t=0 min) dargestellt. Die Fluoreszenz bzw. F/F_0 steigt von blau (F=50, bzw. F/F_0 =1) über gelb (F=95, bzw. F/F_0 =1,7) zu weiß (F=125, bzw. F/F_0 =2) an.

Für diese Versuchsreihe wurden die ausplattierten Kaninchenzellen mit dem NO-sensitiven Farbstoff DAF-FM beladen und über einen Zeitraum von 20 min mit UcnII (100 nM) behandelt. Als Maß für die zelluläre NO-Produktion diente die Änderung der DAF-FM-Fluoreszenz. Originalabbildungen von zwei Zellen sind in Abb. 3.8 dargestellt. Unter A (rechtes Bild) ist eine Zelle ohne Ucn-II-Gabe dargestellt. Sie diente als Kontrolle. Es ist zu erkennen, dass in der Zelle während verschiedener Messzeitpunkte nach 4, 8, 16 und 20 min keine Veränderungen der DAF-FM-Fluoreszenz auftraten. Dies lässt den Schluß zu, dass die zelluläre NO-Produktion ohne Ucn-II-Intervention nicht verändert wird. Auf der linken Bildseite (3.8B) ist eine andere Zelle während der Ucn-II-Behandlung nach 0, 4, 8, 12, 16 und 20 min zu sehen. Abb. 3.8Ba zeigt die Hintergrund-korrigierte Fluoreszenz (F), wohingegen Abb. 3.8Bb die normierte Fluoreszenz, F/F_0, darstellt. Es ist erkennbar, dass die DAF-FM-Fluoreszenz über den Zeitraum von 20 min kontinuierlich zunahm. Dies lässt den Schluss zu, dass UcnII die zelluläre NO-Produktion steigerte.

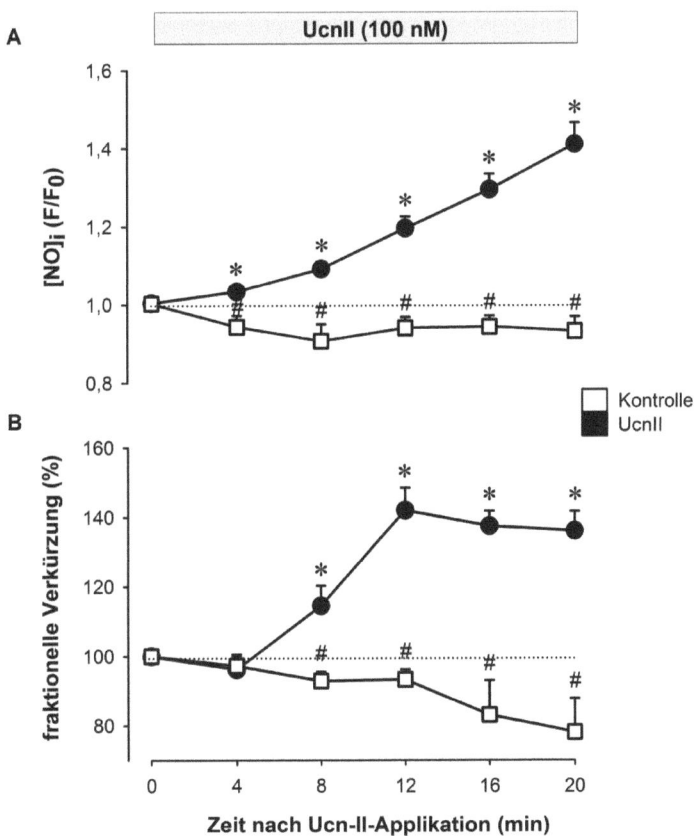

Abb. 3.9. Ucn-II-Wirkung auf die NO-Produktion und die fraktionelle Verkürzung.
(A) Normierte DAF-FM-Fluoreszenzdaten (F/F_0) als Maß für Änderungen der $[NO]_i$ nach Ucn-II-Gabe (schwarze Kreise; MW±SEM, n=20) und nach Gabe von Tyrodelösung (weiße Kreise; MW±SEM, n=12), * $p<0,01$ vs Kontrolle, # $p<0,05$ vs UcnII. (B) Fraktionelle Verkürzung (%) nach Ucn-II-Gabe normalisiert auf den Wert vor Ucn-II-Applikation (t=0min,

schwarze Kreise, MW±SEM, n=12) und nach Gabe von Tyrodelösung (weiße Kreise, MW±SEM, n=9), *p<0,05 vs t=0 min, # p<0,05 vs UcnII.

Abb. 3.9A gibt die normalisierten DAF-FM-Fluoreszenzdaten, die ein Maß für Änderungen der NO-Bildung darstellen, als Funktion der Zeit nach Ucn-II-Gabe wieder. In der Abbildung sind zwei verschiedene Kurven aufgetragen. Die obere Kurve (schwarze Kreise) zeigt die DAF-FM-Fluoreszenz über einen Zeitraum von 20 min nach Gabe von 100 nM UcnII (20 Zellen aus 7 verschiedenen Isolierungen). Die untere Kurve (weiße Kreise) dagegen zeigt die DAF-FM-Fluoreszenz ohne Intervention (12 Zellen aus 6 verschiedenen Isolierungen). Sie dient als Kontrolle. Man erkennt, dass bereits 4 min nach der Ucn-II-Gabe die NO-Produktion signifikant erhöht war. Die NO-Produktion stieg kontinuierlich weiter an und erlangte nach 20 min einen Wert von 141±5% (* p<0,01). Im Gegensatz dazu nahm die DAF-FM-Fluoreszenz in Abwesenheit von UcnII nicht zu, sondern geringfügig ab. Nach 20 min war die Fluoreszenz um 7% zurückgegangen auf 93±4% (# p<0,01) des Ausgangswertes. Diese Abnahme der DAF-FM-Fluoreszenz ist vermutlich auf ein Bleichen des Farbstoffs und/oder einen Export des Farbstoffs durch membranständige Transporter zurückzuführen.

In Abb. 3.9B sind die Daten für die fraktionelle Verkürzung der entsprechenden Zellen dargestellt. Man erkennt, dass die fraktionelle Verkürzung nach Ucn-II-Gabe zeitverzögert zur DAF-FM-Fluoreszenz anstieg. 4 min nach Ucn-II-Gabe blieb die Verkürzung nahezu unverändert. Erst 8 min nach der Ucn-II-Gabe stieg die Verkürzung signifikant auf 114±2% (* p<0,05, MW±SEM, von 12,9±0,6% auf 15,1±1,1%) des Ausgangswertes an und erreichte nach 12 min ein Maximum mit einem Anstieg auf 142±6% (*p<0,01, MW±SEM, von 12,9±0,6% auf 18,8±0,8%). Anschließend blieb die fraktionelle Verkürzung nahezu unverändert bei ~135-140% des Ausgangswertes. Im Gegensatz dazu stieg die fraktionelle Verkürzung in Abwesenheit von UcnII nicht an, sondern nahm kontinuierlich ab auf 78±1% (MW±SEM 16,5±2,6% auf 11,9±1,8%) des Ausgangswertes nach 20 min.

3 Ergebnisse

3.2.2 Wirkungen verschiedener Hemmstoffe auf die Ucn-II-induzierte NO-Bildung

Anhand der Western-Immunoblots konnte gezeigt werden, dass UcnII die eNOS-Phosphorylierung am Serin-1177 erhöht. Auf diesen Erkenntnissen beruhend wurden in den folgenden Versuchsreihen die Wirkungen der eNOS-Blocker (L-NAME und L-NIO), sowie die Doppelblockade der PKA (H89) und der PI3K (LY294002) auf die Ucn-II-induzierte NO-Bildung untersucht.

3.2.2.1 Die Wirkung von L-NIO auf die Ucn-II-induzierte NO-Bildung

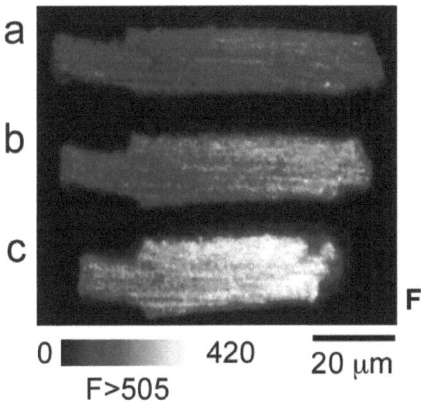

Abb. 3.10. Originalabbildungen eines Kaninchen-Ventrikelmyozyten nach Vorinkubation mit L-NIO (a), nach 20-minütiger Ucn-II-Gabe (b) und nach 10-minütiger SNO-Gabe (c).
Die Hintergrund-korrigierte Fluoreszenz (F) nimmt von blau-violett (F=160) nach gelb-weiß (F=310) zu.

Die Kaninchen-Ventrikelmyozyten wurden für 30 min mit L-NIO (10 µM), einem eNOS-Hemmstoff, vorinkubiert, und anschließend erfolgte die Applikation von UcnII. Abb. 3.10 zeigt Originalregistrierungen der DAF-FM-Fluoreszenz einer Zelle. Das obere Bild (3.10a) zeigt die Zelle nach der 30-minütigen Vorinkubation mit L-NIO und direkt vor der Applikation von UcnII (t=0 min). Die Kaninchenzelle ist nahezu

3 Ergebnisse

homogen mit dem Farbstoff DAF-FM beladen. Das mittlere Bild (3.10b) zeigt die Zelle 20 min nach der Ucn-II-Gabe. Die Zelle erscheint etwas heller im Vergleich zum Zeitpunkt Null, d.h. die DAF-FM-Fluoreszenz hat sich unter UcnII kaum verändert, anstatt, wie üblich, stark zuzunehmen (vgl. Abb. 3.8, S. 55). Das untere Bild (3.10c) zeigt die Zelle 10 min nach der zusätzlichen Gabe des NO-Donors SNO (100 µM). Man sieht, dass die Fluoreszenz deutlich zugenommen hat. Dies verdeutlicht, dass die fehlende NO-Bildung nach der Ucn-II-Applikation nicht darauf zurückzuführen ist, dass DAF-FM nicht reaktiv war, sondern dass L-NIO die Ucn-II-induzierte NO-Bildung unterdrückte.

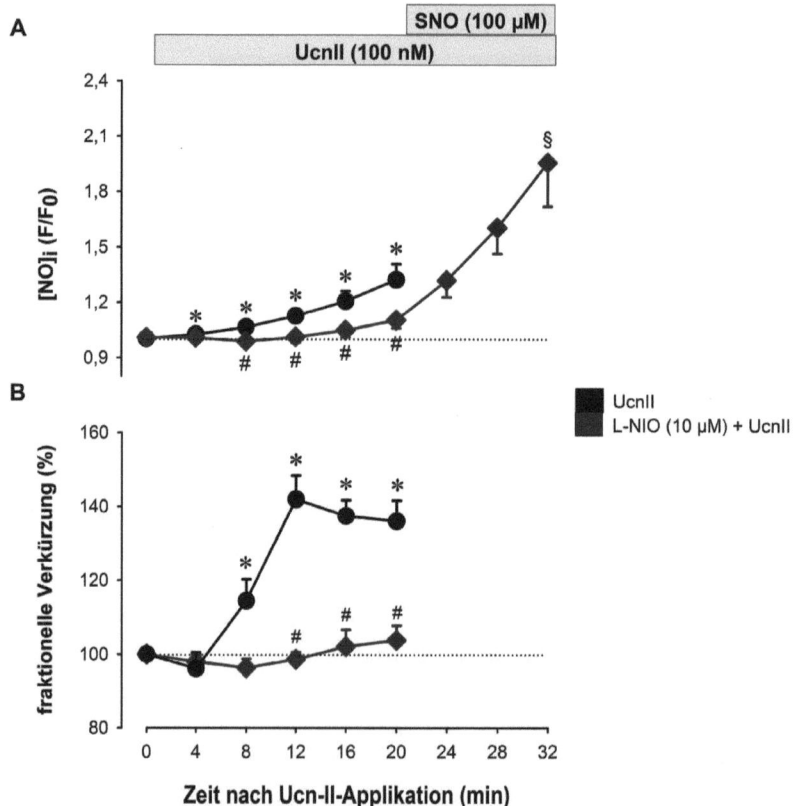

Abb. 3.11. Wirkung von UcnII in Gegenwart von L-NIO auf die NO-Bildung und die fraktionelle Verkürzung im Vergleich zu UcnII allein.

(A) Normierte DAF-FM-Fluoreszenzdaten (F/F_0) als Maß für Änderungen der $[NO]_i$ nach Ucn-II-Gabe (schwarze Kurve, MW±SEM, n=20) und nach Ucn-II-Gabe in Gegenwart von L-NIO (blaue Kurve; MW±SEM, n=8), * p<0,05 vs t=0 min, # p<0,01 vs UcnII, § p<0,05 vs 20 min UcnII. (B) Daten der fraktionellen Verkürzung (%) in Gegenwart von UcnII normalisiert auf den Wert vor Ucn-II-Applikation (t=0min, schwarze Kurve; MW±SEM, n=12) und Ucn-II-Gabe nach L-NIO-Inkubation (blaue Kurve; MW±SEM, n=6) * p<0,05 vs t=0min, # p<0,01 vs UcnII.

Abb. 3.11A fasst die Fluoreszenzdaten von 8 Zellen zusammen. Die untere Kurve (blau) stellt die Ucn-II-Wirkung auf die NO-Bildung in Gegenwart des eNOS-Hemmstoffes L-NIO dar. Die obere Kurve (schwarz) zeigt die Ucn-II-induzierte NO-Produktion in Abwesenheit von L-NIO (Daten wie in Abb. 3.9, S. 5). Die Abbildung verdeutlicht, dass die Blockade der eNOS durch L-NIO zu einer signifikanten Verminderung der Ucn-II-induzierten NO-Bildung führte. Nach 20 min UcnII betrug die DAF-FM-Fluoreszenz unter L-NIO nur 110±4% (# p<0,01) im Vergleich zu 141±5% in Abwesenheit von L-NIO. Die Ergebnisse zeigen, dass L-NIO eine signifikante Reduktion der Ucn-II-induzierten NO-Bildung bewirkte.

In 3.11B sind die entsprechenden Daten der fraktionellen Verkürzung gegen die Zeit nach Ucn-II-Gabe aufgetragen. Die untere Kurve (blau) zeigt die Daten in Gegenwart von L-NIO, die obere Kurve (schwarz) die Daten in Abwesenheit von L-NIO. In Gegenwart von L-NIO blieb die fraktionelle Verkürzung nach Ucn-II-Gabe nahezu konstant bei einem Wert um 103±4% des Ausgangswertes nach 20 min (MW±SEM, von 14,8±0,1% auf 15,3±0,9%; n=6). In Abwesenheit von L-NIO hingegen erreichte die fraktionelle Verkürzung 20 min nach Ucn-II-Gabe einen Wert von 136±6% (* p<0,01 vs t=0min, MW±SEM, von 12,9±0,6% auf 17,4±1,1%; n=12). Ebenso wie die NO-Bildung wurde die Ucn-II-induzierte Zunahme der fraktionellen Verkürzung durch L-NIO gehemmt.

3.2.2.2 Die Wirkungen der eNOS- und Proteinkinase-Hemmstoffe auf die Ucn-II-induzierte NO-Bildung und die fraktionelle Verkürzung

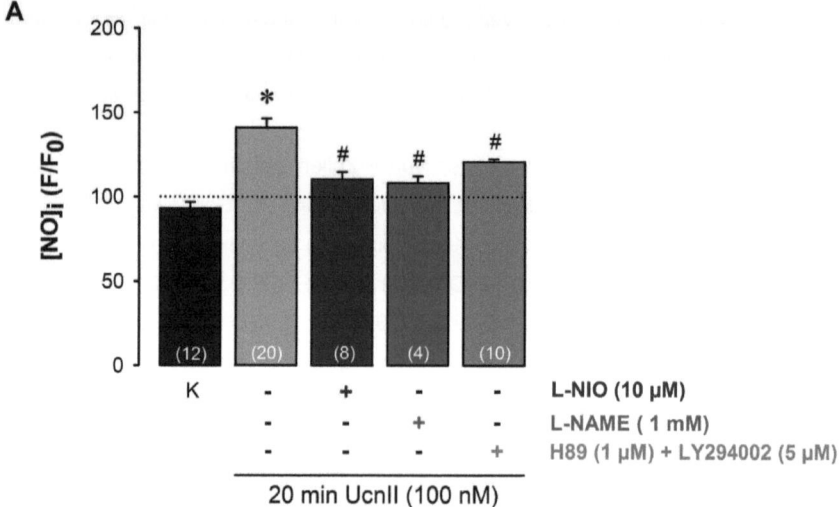

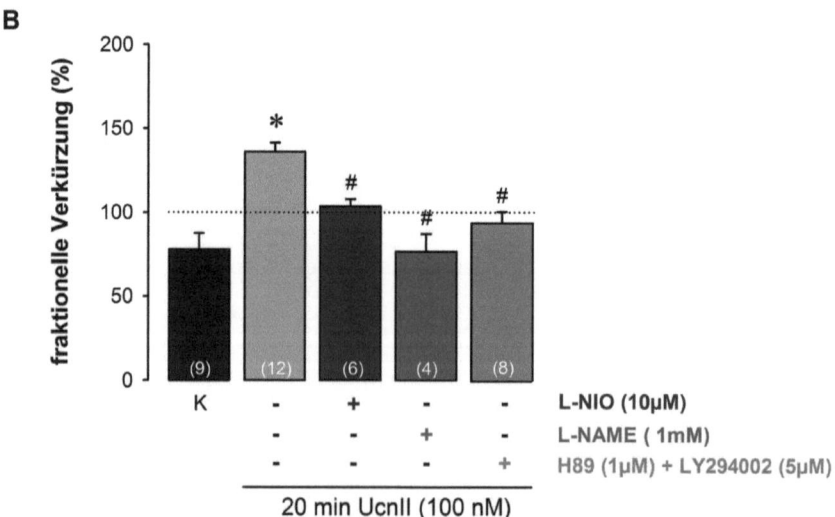

Abb. 3.12. Die Wirkungen der eNOS- und Proteinkinase-Hemmstoffe auf die Ucn-II-induzierte NO-Produktion und die fraktionelle Verkürzung.

3 Ergebnisse

(A) Normierte DAF-FM-Fluoreszenzdaten (F/F_0) als Maß für Änderungen der $[NO]_i$ nach Ucn-II-Gabe und nach Vorinkubation verschiedener Hemmstoffe (MW±SEM), * p<0,05 vs Kontrolle, # p<0,05 vs UcnII. (B) Fraktionelle Verkürzung (%) nach Ucn-II-Gabe und in Gegenwart verschiedener Hemmstoffe normalisiert auf den Wert vor Ucn-II-Applikation (MW±SEM), * p<0,05 vs Kontrolle, # p<0,05 vs UcnII.

In Abb. 3.12 sind die normierten Daten der DAF-FM-Fluoreszenz und der fraktionellen Verkürzung nach Ucn-II-Applikation (20 min) und in Ab- und Anwesenheit verschiedener Hemmstoffe in einem Balkendiagramm dargestellt.
Unter (A) sind die DAF-FM-Fluoreszenzdaten in Prozent (%) aufgetragen. Der schwarze Balken (n=12 aus 5 Isolierungen) zeigt die Mittelwerte nach Applikation von Tyrodelösung und dient als Kontrolle. Über einen Zeitraum von 20 min nach Gabe von Tyrodelösung wurde die NO-Bildung gemessen. Man kann erkennen, dass nach der Applikation von Tyrodelösung die DAF-FM-Fluoreszenz nicht anstieg, es kam sogar zu einer geringfügigen Abnahme, ähnlich wie in unbehandelten Zellen (vgl. Abb. 3.9). 20 min nach der Gabe von Tyrodelösung betrug die DAF-FM-Fluoreszenz 93±4% (n=12) des Ausgangswertes. Der graue Balken stellt die Mittelwerte der Ucn-II-induzierten Änderung der DAF-FM-Fluoreszenz nach 20 min dar. Es ist zu erkennen, dass die DAF-FM-Fluoreszenz nach Ucn-II-Applikation signifikant gesteigert wurde auf einen Wert von 141±6% (* p<0,01; n=20). In Gegenwart der verschiedenen Hemmstoffe wurde jedoch die Ucn-II-induzierte Steigerung der DAF-FM-Fluoreszenz signifikant gesenkt. Der blaue Balken zeigt den Ucn-II-induzierten Anstieg der DAF-FM-Fluoreszenz nach Inkubation mit L-NIO, einem eNOS-Hemmstoff. Es ist zu erkennen, das die Blockade durch L-NIO zu einer signifikanten Abnahme der DAF-FM-Fluoreszenz um ~30% auf 110±4% (# p<0,01, n=8 aus 2 Isolierungen) nach 20 min führte. Ebenso führte auch die Blockade der eNOS durch L-NAME (roter Balken) zu einer signifikanten Abnahme der Ucn-II-induzierten Steigerung der DAF-FM-Fluoreszenz um ~33% auf 108±4% (# p<0,05, n=4). Die Doppelblockade der PKA durch H89 und der PI3K durch LY294002 führte ebenfalls zu einer signifikanten Verminderung der Ucn-II-induzierten NO-Produktion um ~20% auf 121±2% (# p<0,01, n=10 aus 3 Isolierungen).
Unter (B) sind die normalisierten Daten der fraktionellen Verkürzung aufgetragen. In Gegenwart von Tyrodelösung (schwarzer Balken) nahm die fraktionelle Verkürzung über einen Zeitraum von 20 min um ca. 22% ab auf 78±1% (MW±SEM, von

31,6±10,2% auf 21,7±8,6%; n=9). Nach Applikation von UcnII dagegen wurde nach 20 min ein Anstieg auf 136±6% (MW±SEM, von 12,9±0,6% auf 17,4±1,1%; n=12) erreicht. In Gegenwart der Hemmstoffe wurde die fraktionelle Verkürzung jeweils signifikant vermindert. Die Blockade der eNOS durch L-NIO führt zu keiner Steigerung der fraktionellen Verkürzung (104±4%, # p<0,01; MW±SEM, von 14,8±1,0% auf 15,3±0,9%; n=6). Die Blockade durch L-NAME führt zu einer ähnlichen Abnahme der fraktionellen Verkürzung und erreichte einen Wert von 77±8% (# p<0,01; MW±SEM, von 12,0±0,9% auf 10,9±2,4%; n=4). Ebenso wie die Blockade der eNOS führte auch die Doppelblockade der PKA und der PI3K zu einer signifikanten Abnahme der fraktionellen Verkürzung auf 94±6% (# p<0,05; MW±SEM, von 9,4±1,2% auf 10,3±1,3%; n=7).

Die Daten zeigen, dass die Blockade der eNOS durch L-NIO und L-NAME sowie die Doppelblockade der PKA durch H89 und der PI3K durch LY294002 nicht nur die Ucn-II-induzierte Zunahme der DAF-FM-Fluoreszenz, sondern auch den Anstieg der fraktionellen Verkürzung verringerten.

3.2.3 Funktionelle Untersuchung der Ucn-II-Wirkung auf die NO-Produktion und die fraktionelle Verkürzung in unterschiedlichen Spezies

Anhand der oben beschriebenen Methoden konnten wir nachweisen, dass UcnII über den PI3K/Akt-Signalweg und über den PKA-Signalweg eine erhöhte NO-Bildung hervorruft.

Im Folgenden interessierte uns, ob ein ähnlicher Effekt auf die NO-Produktion und die fraktionelle Verkürzung in unterschiedlichen Spezies zu beobachten war.

3 Ergebnisse

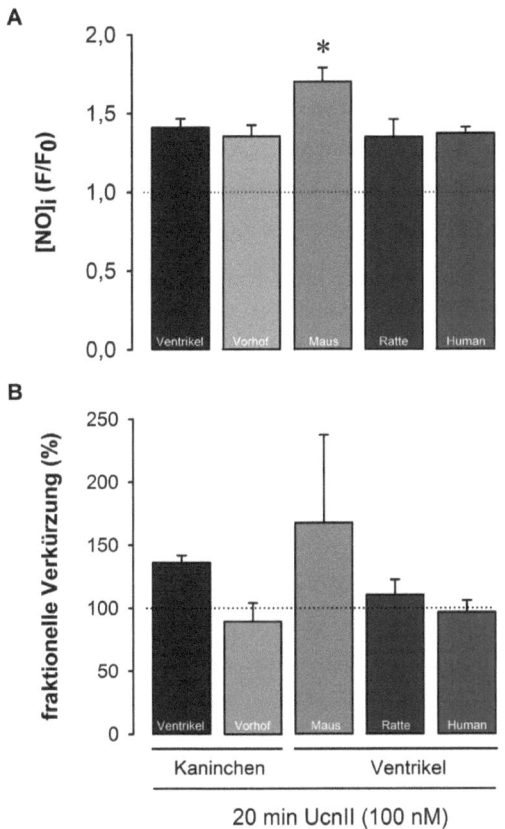

Abb. 3.13. Die Wirkungen von UcnII auf die NO-Produktion und die fraktionelle Verkürzung in verschiedenen Spezies.
(A) Normierte DAF-FM-Fluoreszenzdaten (F/F_0) als Maß für Änderungen der $[NO]_i$ nach Ucn-II-Gabe (MW±SEM), *$p<0,05$ vs Kaninchen-Ventrikel. (B) Fraktionelle Verkürzung (%) nach Ucn-II-Gabe normalisiert auf 100% vor Ucn-II-Applikation (MW±SEM), *$p<0,05$ vs Kaninchen-Ventrikel.

In Abb. 3.13A sind die Mittelwerte der DAF-FM-Fluoreszenz nach 20-minütiger Ucn-II-Applikation in verschiedenen Spezies zum Vergleich in einem Balkendiagramm aufgetragen. Der schwarze Balken zeigt die Ucn-II-Wirkung auf die DAF-FM-Fluoreszenz in Kaninchen-Ventrikelmyozyten. Wie schon in Abb. 3.9A gezeigt, wurde in Gegenwart von UcnII die Fluoreszenz von DAF-FM signifikant gesteigert auf 141±5% (n=20, Daten wie in Abb. 3.9, S. 56). Ebenso wie im Kaninchen-Ventrikel wurde auch in Vorhofmyozyten von Kaninchen (grauer Balken) die DAF-FM-Fluoreszenz durch UcnII in einem ähnlichen Ausmaß gesteigert und erreichte einen Wert von 135±7% (n=12). Die Ucn-II-induzierte Steigerung der DAF-FM-Fluoreszenz wurde, wie im Kaninchen, auch in weiteren Säugetierspezies beobachtet. In Mausventrikelmyozyten (grüner Balken) ist zu erkennen, dass die Ucn-II-Wirkung auf die DAF-FM-Fluoreszenz signifikant stärker ausfällt als im Kaninchen-Ventrikel. Es wurde ein Wert von 170±9% (* p<0,01 vs Kaninchen-Ventrikel, n=5) erreicht. Der Ucn-II-induzierte Anstieg der DAF-FM-Fluoreszenz in Ratten- und humanen Ventrikelmyozyten fiel ähnlich hoch aus wie in Kaninchen-Ventrikelzellen. In Ratten-Ventrikelmyozyten wurde ein Wert von 135±11% (n=5) erreicht. Der Anstieg der DAF-FM-Fluoreszenz in Ratten-Ventrikelzellen verlief signifikant langsamer als im Kaninchen-Ventrikel. In humanen Ventrikelmyozyten wurde ein Wert von 137±4% (n=4) erreicht.

In Abb. 3.13B sind die entsprechenden Daten der fraktionellen Verkürzung aufgetragen. Es ist zu erkennen, dass in Gegenwart von UcnII die fraktionelle Verkürzung nur in Kaninchen- und Maus-Ventrikelmyozyten gesteigert wurde. In Kaninchen-Ventrikelmyozyten (schwarzer Balken) wurde für die fraktionelle Verkürzung ein Wert von 136±6% (* p<0,01 vs Kontrolle; MW±SEM, von 13,5±0,6% auf 17,4±1,1%; n=12) erreicht. In Maus-Ventrikelmyozyten (grüner Balken) wurde ein Anstieg der fraktionellen Verkürzung auf 168±70% (MW±SEM, 8,7±2,4% auf 12,0±1,9%; n=4) beobachtet. Im Kaninchen-Vorhof dagegen wurde jedoch keine Veränderung der fraktionellen Verkürzung beobachtet. Es kam sogar zu einer Abnahme der fraktionellen Verkürzung über einen Zeitraum von 20 min auf 89±15% (MW±SEM, von 16,0±12,9% auf 12,9±1,9%; n=9). In Ratten- und humanen Ventrikelmyozyten wurden wie im Kaninchen-Vorhof keine Veränderungen der fraktionellen Verkürzung beobachtet. In Ratten-Ventrikelzellen wurde ein Wert von 107±4% (MW±SEM, von 7,0±2,2% auf 7,9±2,1%; n=4) erreicht. In humanen Ventrikelzellen wurde ein ähnlicher Wert von 97±9% (MW±SEM, von 8,5±0,5% auf 8,3±1,1%; n=3) beobachtet.

Zusammenfassend lassen die Ergebnisse den Schluss zu, dass UcnII in verschiedenen Spezies wie Maus, Ratte und Mensch eine Steigerung der NO-Produktion anregt, ebenso wie in Kaninchen.

Eine Zunahme der fraktionellen Verkürzung unter UcnII dagegen wurde neben den Kaninchen-Ventrikelzellen nur noch in Maus-Ventrikelmyozyten beobachtet. In den humanen und Ratten-Ventrikelmyozyten, sowie den Kaninchen-Vorhofzellen kam es unter UcnII zu keiner Änderung der fraktionellen Verkürzung.

4 Diskussion

In der vorliegenden Arbeit wurden Untersuchungen an isolierten Kaninchen-Ventrikelmyozyten durchgeführt. Isolierte Myozyten bieten den Vorteil, dass man im Gegensatz zu in-vivo-Modellen die Experimente unter kontrollierten Versuchsbedingungen (z.B. Stimulationsfrequenz, extrazelluläre Lösung, isotonische Kontraktionen bzw. Zellverkürzungen (sog. „unloaded cell shortening"), keine/minimierte neurohumorale Einflüsse) durchführen kann. Außerdem kann man direkte Effekte auf die Myozyten untersuchen. Bei Untersuchungen an Homogenaten aus Herzgewebe beispielsweise kann man nicht ausschließen, dass Änderungen im Expressions- und/oder Phosphorylierungsgrad von Proteinen auf Änderungen in Nicht-Myozyten (z.B. Fibroblasten) beruhen. Ebenso ist die Messung zellulärer und subzellulärer Änderungen der Ionenhomöostase (Ca^{2+}, Na^+, H^+) oder von intrazellulären Botenstoffen (NO, cAMP) in multizellulären Präparaten oder in vivo erschwert. Insbesondere für die Charakterisierung der subzellulären Änderungen von Ionen und Botenstoffen eignen sich isolierte Kardiomyozyten in Verbindung mit geeigneten Fluoreszenzfarbstoffen und einem Konfokalmikroskop am besten. Für den Nachweis von NO wurden Fluorescein-basierende Chromophore wie z.B. DAF-2 und DAF-FM entwickelt. Mit dem DAF-FM-Farbstoff können NO-Konzentrationen in biologischen Präparaten im mikromolaren Bereich nachgewiesen werden (Lacza et al. 2005). DAF-FM bindet NO mit einer hohen Affinität (Kojima et al. 1999), wohingegen es jedoch nicht spezifisch für Peroxynitrit und reaktive Sauerstoffspezies (ROS) ist (Lacza et al. 2005).

Die Konfokalmikroskopie ist aber nicht nur geeignet für die Charakterisierung subzellulärer Änderungen von Ionen und Botenstoffen, sondern auch für die Charakterisierungen der Zellmorphologie und der Zellorganellen. Sie ermöglicht durch optische Schnitte ein verbessertes Signal-Rausch-Verhältnis und eine verbesserte Auflösung im Vergleich zu herkömmlichen Epifluoreszenzmikroskopen. Ein Nachteil dieser Methode besteht im Ausbleichen des Farbstoffes durch den Laser und dem möglichen Entstehen von Zellschäden während andauernder Laserbelichtung. Um dem Ausbleichen des Farbstoffes und Zellschäden vorzubeugen, wurde der Laser während eines Experiments nur für die Aufnahmen kurz dazu geschaltet. Es zeigte sich, dass das Ausbleichen und die Zellschäden bei

4 Diskussion

unseren Experimenten keine Rolle spielten, da selbst am Ende von langen Experimenten (60 - 90 min) die Zellen vollkommen intakt waren, auf NO-Änderungen mit Fluoreszenzänderungen reagierten und weiterhin gut kontrahierten.

In der Herzinsuffizienz können Urocortine über eine Senkung der Nachlast und direkte Wirkungen auf das Myokard die linksventrikuläre Funktion verbessern und somit das Herzzeitvolumen steigern (Bale et al. 2004, Davis et al. 2007b). Ein möglicher Mechanismus für die Verbesserung der Herzfunktion während der Herzinsuffizienz, könnte die in dieser Arbeit erstmalig nachgewiesene Ucn-II-induzierte Phosphorylierung der eNOS über Aktivierung des cAMP/PKA- und PI3K/Akt-Signalweges sein.

Unsere Arbeitsgruppe (Yang et al. 2006) sowie Ikeda et al. (2005) zeigten in vorangegangenen Arbeiten, dass die maximale Wirkung von UcnII auf isolierte Kardiomyozyten bei einer Konzentration von 100 nM erreicht wurde. Aufgrund dieser Erkenntnis wurde in allen vorgestellten Untersuchungen eine maximal wirksame UcnII-Konzentration von 100 nM eingesetzt.

4.1 Ucn-II-induzierte Phosphorylierung von Akt und eNOS

Die vorliegende Arbeit zeigt eine Ucn-II-induzierte zeitabhängige Phosphorylierung von Akt sowohl am Serin-473 als auch am Threonin-308 und der eNOS am Serin-1177. Nach 5 min war bereits ein leichter Anstieg der Phosphorylierung beider Proteine zu beobachten. Das Maximum wurde jeweils nach 30 min erreicht. Anschließend nahm der Phosphorylierungsgrad von Akt an beiden Resten wieder ab und hatte nach 3 Stunden etwa das Ausgangsniveau erreicht. Bei eNOS wurde ebenfalls ein Rückgang der Phosphorylierung am Serin-1177 nach 3 Stunden beobachtet. Dieser Zeitverlauf des Anstiegs und Abfalls der Phosphorylierung von Akt und eNOS war für beide Proteine sehr ähnlich. Dies deutet daraufhin, dass der zugrunde liegende Signalweg identisch sein könnte.

4 Diskussion

4.1.1 Mögliche Mechanismen für den zeitabhängigen Rückgang der Ucn-II-induzierten Akt- und eNOS-Phosphorylierung

Der Rückgang der Akt- und eNOS-Phosphorylierung nach drei Stunden könnte möglicherweise auf eine Desensitivierung des Ucn-II-induzierten Signalweges hinweisen. Bei einer Desensitivierung wird ein Signalweg durch spezifische zelluläre Mechanismen „abgeschaltet". Dies geschieht, wenn ein Signalweg bzw. Rezeptor dauerhaft aktiviert wird. Ein Beispiel hierfür ist die Desensitivierung des β-adrenergen Rezeptors (β-AR) bei der menschlichen Herzinsuffizienz. Die Aktivierung des sympathischen Nervensystems führt zu einer vermehrten Ausschüttung von Katecholaminen, die über β-AR zunächst eine Zunahme der Herzfrequenz (Chronotropie) und der Kontraktionskraft (Inotropie) bewirken und somit die Pumpleistung des Herzens verbessern. Bei anhaltender Aktivierung kommt es jedoch zu einer Desensitivierung der β-AR (Böhm 1998; Pieske 1998).

Ein möglicher Mechanismus für die Desensitivierung eines Signalweges ist die „Abschaltung" eines Rezeptors. Die „Abschaltung" eines G-Protein gekoppelten Rezeptors (GPCR) (z.B. ß-AR) erfolgt durch die Phosphorylierung des Rezeptors über G-Protein-gekoppelte Rezeptorkinasen (GRKs) und der anschließenden Bindung eines Adapterproteins (z.B. ß-Arrestin). Letzteres sorgt nicht nur für die Entkopplung des Rezeptors vom G-Protein, zusätzlich ermöglicht die Bildung dieses Komplexes auch die Endozytose des Rezeptors (Luttrell und Lefkowitz 2002). Intrazellulär werden die Rezeptoren nach dem Recyclingprozess zurück zur Zellmembran transportiert oder sie werden abgebaut (Mc Donald und Lefkowitz 2001). Zum Beispiel können $β_1$-AR während chronischem Noradrenalin-Einfluß über eine β-adrenerge Rezeptor-Kinase (β-ARK) direkt phosphoryliert, internalisiert und anschließend abgebaut werden. Dies führt zu einer verminderten Expression der β1-AR, d.h. es befinden sich weniger aktivierbare $β_1$-AR in der Plasmamembran. Über diesen Mechanismus kann z.B. die Ansprechbarkeit auf Katecholamine verringert und die Kontraktionskraft und Herzfrequenz des Myokards abnehmen (Böhm 1998; Pieske 1998).

Bei den CRF-Rezeptoren handelt es sich ebenfalls um G-Protein-gekoppelte Rezeptoren (Perrin und Vale 1999). Oakley et al. konnten erstmals die

Phosphorylierung des CRF_1-Rezeptors durch GRKs und die ß-Arrestin-2-Bindung an den Rezeptor mit nachfolgender intrazellulärer Aufnahme des CRF_1-R in HEK293-Zellen und in humanen Retinoblastom-Y79-Zellen nachweisen (Oakley et al. 2007). Ob ein ähnlicher Mechanismus für den CRF_2-Rezeptor im Herzen existiert und dem beobachteten Rückgang der Ucn-II-induzierten Akt- und eNOS-Phosphorylierung nach 3 Stunden zugrunde liegt, ist noch unklar. Weiterführende Studien müssen klären, ob dies der Fall ist.

4.1.2 UcnII - ein langsam wirkendes Peptid?

In der vorliegenden Arbeit konnte eine zeitabhängige Ucn-II-induzierte Phosphorylierung der eNOS am Serin-1177 und der Akt am Serin-473 und Threonin-308 nachgewiesen werden. Diese Daten sind vergleichbar mit einer Pitavastatin-induzierten Phosphorylierung der eNOS am Serin-1177 und der Akt am Serin-473 in Endothelzellen (Wang J et al. 2005). Eine signifikante Zunahme der Phosphorylierung beider Proteine wurde in dieser Arbeit erst nach 15-30 min beobachtet. Im Gegensatz dazu wird durch UcnII bereits nach 5 min eine signifikante Steigerung der eNOS- und Akt-Phosphorylierung hervorgerufen. Das Maximum der Pitavastatin-induzierten Zunahme der Phosphorylierung beider Proteine wurde ebenfalls, wie unter UcnII, nach 30 min erreicht. Wie unter Pitavastatin kam es in Gegenwart von UcnII ebenfalls zu einem Absinken der Phosphorylierung beider Proteine nach 3 Stunden. Die Arbeitsgruppe von Kitajima (Tokoro et al. 2004 und Wang J et al. 2005) konnte allerdings auch eine Pitavastatin-induzierte Steigerung der eNOS-Expression (Tokoro et al. 2004), jedoch keine Veränderung der eNOS mRNA-Expression nachweisen (Wang J et al. 2005). Die vorliegende Arbeit konnte dagegen keine Veränderung sowohl der eNOS-Expression als auch der Akt-Expression unter UcnII zeigen.

Zhang XP und Hintze (2006) zeigten eine durch Forskolin, einen direkten Aktivator der Adenylat-Zyklase, hervorgerufene signifikante Steigerung der eNOS-Phosphorylierung am Serin-1177 sowie eine Reduktion der Phosphorylierung am Threonin-495. Diese Änderungen der Phosphorylierung der eNOS resultierten in einer Zunahme der endothelialen NO-Produktion. Sie standen in Zusammenhang mit einer frühen und schnellen Akt-Phosphorylierung am Serin-473 und Threonin-308.

4 Diskussion

Das Maximum wurde in den ersten 2 min erreicht und nach 5 min war die Akt-Phosphorylierung schon signifikant vermindert. Die daraus resultierende schnelle Phosphorylierung der eNOS erreichte ihr Maximum in den ersten 5 min nach Forskolin-Gabe, mit anschließendem signifikantem Abfall der Phosphorylierung (Zhang XP und Hinze 2006). In der hier vorgestellten Arbeit dagegen wurde das Maximum der Akt-Phosphorylierung am Serin-473 und Threonin-308 und der eNOS-Phosphorylierung am Serin-1177 erst nach 15-30 min erreicht und der Phosphorylierungabfall nach 3 Stunden. Anhand dieser Daten scheint es, das UcnII sowie Pitavastatin langsam wirkende Substanzen sind, im Gegensatz zu Forskolin, welches seine Wirkungen sehr schnell entfaltet. Doch unsere Arbeitsgruppe konnte ebenfalls zeigen, dass die Ucn-II-vermittelten Änderungen der Phosphorylierung von Phospholamban-Serin-16 (PLB) und der MAPK p44/42 deutlich schneller ansteigt. Das Maximum der PLB-Phosphorylierung am Serin-16 wird bereits nach 5 min erreicht und bleibt dauerhaft erhalten. Ebenso wie die Phosphorylierung von PLB wird das Maximum der Phosphorylierung der MAPK p44/42 nach 5 min um ca. 250% erreicht, bleibt für 15min erhalten und fällt anschließend auf das Ausgangsniveau ab. Diese Daten zeigen, das UcnII seine Wirkung über den Rezeptor nicht per se langsam entfaltet, sondern nur im Falle der PI3K/Akt/eNOS-Signaltransduktion.

4.2 Einflüsse verschiedener Proteinkinase-Hemmstoffe auf die Ucn-II-induzierte Phosphorylierung von Akt und eNOS

Der Einsatz der PI3K-Hemmstoffe Wortmannin und LY294002 ergab, dass die Ucn-II-induzierte Akt-Phosphorylierung sowohl am Threonin-308 als auch am Serin-473 signifikant gehemmt werden konnte. Dies zeigt, dass UcnII über eine Aktivierung der PI3K, möglicherweise über CRF_2-Rezeptoren und $G_{\beta\gamma}$, die Akt-Phosphorylierung steigert. Da die Phosphorylierung der Akt durch den PKA-Hemmstoff H89 jedoch nicht gehemmt werden konnte, kann geschlussfolgert werden, dass die PKA keine Rolle für die gesteigerte Akt-Phosphorylierung durch UcnII spielt. Im Gegensatz dazu konnten sowohl die PI3K-Hemmung durch Wortmannin als auch die PKA-Hemmung durch H89 zu einer deutlichen Reduktion der Ucn-II-vermittelten eNOS-Phosphorylierung am Serin-1177 beitragen. Diese Arbeit zeigt damit erstmals eine

4 Diskussion

Ucn-II-induzierte PI3K/Akt- und PKA-abhängige Phosphorylierung der eNOS in Kaninchen-Ventrikelmyozyten.

Verschiedene Arbeitsgruppen charakterisierten in Endothelzellen eine Ca^{2+}/Calmodulin-unabhängige Aktivierung der eNOS. Sie konnten eine PI3K-vermittelte Phosphorylierung und Aktivierung der eNOS mit folgender NO-Produktion nachweisen (Dimmeler et al. 1999, Fulton et al. 1999, Gallis et al. 1999). Es wurde gezeigt, dass Akt die eNOS am Serin-1177 direkt phosphorylieren kann (Dimmeler et al. 1999). Diese PI3K/Akt-vermittelte Phosphorylierung der eNOS gilt als ein Hauptmechanismus der eNOS-Regulation in Endothelzellen.

Eine PKA-abhängige eNOS-Phosphorylierung wurde für die koronare Mikrozirkulation des Hundes beschrieben (Zhang XP und Hintze 2006). Dort führte eine Aktivierung des cAMP/PKA-Signalweges über eine Phosphorylierung von Akt zur Phosphorylierung von eNOS. Im Gegensatz dazu zeigten zwei andere Arbeitsgruppen eine PKA-abhängige, aber Akt-unabhängige Phosphorylierung der eNOS am Serin-1179 in Rinderaorten-Endothelzellen (Bae et al. 2003, Boo et al. 2002). Serin-1179 basiert auf der eNOS-Sequenz des Rindes und ist äquivalent zum humanen Serin-1177 (Boo et al. 2002).

Wir konnten bereits zeigen, dass UcnII in Ventrikelmyozyten über eine Aktivierung des cAMP/PKA-Signalweges eine Steigerung der $[Ca^{2+}]_i$-Transienten und der fraktionellen Verkürzung hervorruft (Yang et al. 2006). In der hier vorgestellten Arbeit konnten wir eine PKA-abhängige Phosphorylierung der eNOS am Serin-1177 nachweisen. Die Akt-Phosphorylierung konnte hingegen nicht durch Blockade der PKA beeinflusst werden. Im Gegensatz zur Mikrozirkulation des Hundes und im Einklang mit den Erkenntnissen aus Rinderaorten-Endothelzellen zeigt die hier vorgestellte Arbeit erstmals, dass die PKA in Kaninchen-Ventrikelmyozyten direkt an der Phosphorylierung der eNOS am Serin-1177 beteiligt ist und dass der PI3K/Akt-Signalweg kein direktes Ziel der PKA darstellt.

Diese unterschiedlichen Ergebnisse der verschiedenen Arbeitsgruppen können möglicherweise auf unterschiedliche Versuchsbedingungen und Speziesunterschiede zurückgeführt werden. Die Unterschiede zwischen Mikrozirkulation und Myozyten beruhen vermutlich auf einer zelltypspezifischen Regulation von Akt und eNOS. Nichtsdestotrotz zeigen sie, dass unabhängig vom Zelltyp (Endothelzelle *versus* Kardiomyozyt) eine eNOS-Phosphorylierung am Serin-

1177 (und damit eine eNOS-Aktivierung) durch die Aktivierung des PI3K/Akt- und des PKA-Signalwegs hervorgerufen werden kann.

4.3 Ucn-II-induzierte NO-Bildung

Für eine Steigerung der zellulären NO-Produktion in Kardiomyozyten sind elektrische Stimulation und eine ausreichend hohe, extrazelluläre Ca^{2+}-Konzentration Voraussetzung (Dedkova et al. 2003). Daher wurden die in dieser Arbeit vorgestellten Untersuchungen an elektrisch stimulierten Kardiomyozyten durchgeführt mit einer extrazellulären Tyrode-Lösung, die 2 mM Ca^{2+} enthielt sowie das NOS-Substrat L-Arginin.

Unter diesen Bedingungen konnte erstmals eine Ucn-II-abhängige Steigerung der NO-Produktion in Kaninchen-Ventrikelmyozyten gezeigt werden. Ebenso wie die Phosphorylierung der Akt und der eNOS, erfolgte die daraus resultierende NO-Bildung zeitabhängig. Auf Grund der Western-Blot-Daten, in denen ein Maximum der Akt- und der eNOS-Phosphorylierung innerhalb von 15-30 min erreicht wurde, erfolgten die funktionellen Messungen über einen Zeitraum von 20 min. Da der Indikator DAF-FM das NO nicht reversibel sondern kovalent bindet, ist nicht die absolute Fluoreszenz sondern die Rate der Fluoreszenzänderung ein Maß für die zelluläre NO-Produktion. Demnach wurde die maximale NO-Produktion 12 min nach Gabe von UcnII erreicht und blieb danach konstant hoch. Dies stimmt gut mit der Phosphorylierung der eNOS überein, die nach etwa 10-15 min maximal war und bis 30 min nach Ucn-II-Gabe etwa gleich hoch blieb.

Bae et al. (2003) konnten einen Bradykinin-induzierten akuten Anstieg der NO-Produktion in Rinderaorten-Endothelzellen zeigen. Das Maximum des NO-Anstiegs (~80%) wurde bereits nach 1 min erreicht und innerhalb von 5 min fiel der NO-Anstieg um ~70% ab (Bae et al. 2003). Diese Daten verdeutlichen, das die Ucn-II-vermittelte Aktivierung des PI3K/Akt/eNOS-Signalweges in Kardiomyozyten erheblich langsamer verläuft als der Bradykinin-induzierte NO-Anstieg in Endothelzellen.

Grossini et al. (2008) zeigten erstmals, dass UcnII in Schweinen eine Steigerung des koronaren Blutflusses und der myokardialen Funktion über Aktivierung des CRF_2-R

4 Diskussion

und Freisetzung von NO hervorruft. In Gegenwart des CRF_2-R-Antagonisten Antisauvagine 30 wurden die Ucn-II-induzierten Wirkungen nahezu vollständig blockiert. In Anwesenheit des eNOS-Blockers L-NAME konnte der koronare Blutfluss ebenfalls vollständig unterdrückt werden und die kardialen Wirkungen wurden signifikant vermindert (Grossini et al. 2008). Diese Daten verdeutlichen, dass UcnII über eine lokale Steigerung der koronaren NO-Produktion eine Verbesserung der kardiovaskulären Funktion hervorrufen kann.

In der vorliegenden Arbeit konnte erstmals gezeigt werden, dass die Ucn-II-induzierte NO-Produktion in Kaninchen-Ventrikelzellen durch die eNOS-Hemmstoffe L-NAME und L-NIO weitgehend unterdrückt werden konnte. Diese Ergebnisse verdeutlichen, dass die Ucn-II-induzierte NO-Produktion über eine Aktivierung der eNOS erfolgt. Ebenso konnte auch die ACh-induzierte Steigerung der NO-Produktion in Vorhofmyozyten durch den eNOS-Blocker L-NIO verhindert werden (Dedkova et al. 2003).

Ähnlich wie Grossini et al. (2008) konnten wir unter UcnII eine Steigerung der fraktionellen Verkürzung beobachten, die in Gegenwart beider eNOS-Inhibitoren nahezu vollständig gehemmt werden konnte. Unsere Arbeitsgruppe zeigte bereits, dass der Ucn-II-induzierte positiv-inotrope Effekt in Ventrikelmyozyten über eine Aktivierung des cAMP/PKA-Signalweges vermittelt wird (Yang et al. 2006). Ob die in der vorliegenden Arbeit beobachtete Steigerung der fraktionellen Verkürzung auf einer Aktivierung des cAMP/PKA-Signalweges und/oder einer Aktivierung des PI3K/Akt/eNOS-Signalweges zurückzuführen ist, ist noch nicht abschließend geklärt. Da in Gegenwart der eNOS-Blocker L-NAME und L-NIO keine Ucn-II-induzierte Zunahme der fraktionellen Verkürzung beobachtet wurde, deutet vieles darauf hin, dass beide Signalwege an der Zunahme der fraktionellen Verkürzung beteiligt sind. Da auch die Arbeit von Grossini et al. (2008) eine signifikante Verminderung des Ucn-II-induzierten Anstiegs der kardialen Kontraktilität unter L-NAME nachweisen konnte (Grossini et al. 2008), deutet das ebenfalls auf eine Beteiligung des PI3K/Akt/eNOS-Signalweges an der Regulation der kardialen Kontraktilität hin. Es bleibt jedoch unklar, ob die von Grossini et al. (2008) beschriebenen Wirkungen von UcnII auf die myokardiale Kontraktilität direkt oder indirekt (z.B. über eine Verbesserung der koronaren Durchblutung) vermittelt wurden.

4.4 Wirkung verschiedener Proteinkinase-Hemmstoffe auf die Ucn-II-induzierte NO-Bildung

Seit der Entdeckung des CRF_2-R wird vermutet, dass CRF und die Urocortine an der kardiovaskulären Homöostase beteiligt sein könnten (Samson 1996). Studien berichteten das CRF und Ucn kardiovaskuläre Effekte über den CRF_2-R ausüben (Stenzel et al. 1995). Bereits 1998 gab es erste Hinweise, dass der cAMP/PKA-Signalweg zum Teil an der Ucn-I-Wirkung beteiligt sein könnte (Ikeda et al. 1998). Diese Arbeitsgruppe untersuchte die Ucn-I-Wirkung auf die ANP- und BNP-Sekretion in neonatalen Rattenkardiomyozyten. In Gegenwart eines CRF_2-R-Antagonisten (α-helical CRF) und eines PKA-Blockers (H89) konnten die Ucn-I-induzierte ANP- und BNP-Sekretion jeweils signifikant vermindert werden. In weiteren Studien konnte ebenfalls nachgewiesen werden, dass an den Wirkungen der Urocortine die Aktivierung des cAMP/PKA-Signalweges beteiligt ist (Nishikimi et al. 2000, Ikeda et al. 2005, Yang et al. 2006).

Ikeda et al. (2005) untersuchten die Ucn-II-Wirkung auf die cAMP-Produktion in Rattenkardiomyozyten und Nicht-Myozyten. Sie konnten eine signifikante Steigerung der cAMP-Produktion um 13% in Kardiomyoyzten zeigen, jedoch keine Veränderungen der cAMP-Produktion in Nicht-Myozyten (Ikeda et al. 2005). Unsere Arbeitsgruppe zeigte eine cAMP/PKA-abhängige Steigerung der fraktionellen Verkürzung sowie der $[Ca^{2+}]_i$-Transienten in Kaninchen-Ventrikelmyozyten (Yang et al. 2006).

Die vorliegende Arbeit ist die erste, die eine PKA- und eine PI3K/Akt-abhängige Steigerung der NO-Produktion nach Gabe von UcnII in Kaninchen-Ventrikelmyoyzten nachweisen konnte. Nach Blockade der PKA (H89) und der PI3K (LY29004) kam es zu einer signifikanten Abnahme der NO-Produktion um ~50%. Diese Ergebnisse stimmen gut mit den Befunden überein, dass die Hemmung von PKA und PI3K die eNOS-Phosphorylierung verringern. Sie verdeutlichen, dass die Phosphorylierung der eNOS mit anschließender Steigerung der NO-Produktion über Aktivierung des PI3K/Akt-Signalweges und des cAMP/PKA-Signalweges erfolgt.

In Katzen-Vorhofmyozyten konnte ein schneller Anstieg der NO-Produktion nach ACh-Entzug, sowie die Phosphorylierung von Akt am Serin-473, ebenfalls durch den PI3K-Inhibitor LY294002 gehemmt werden. Diese Daten zeigen, dass die eNOS-

induzierte NO-Produktion auch über Aktivierung des Muskarin-Rezeptors/G_i-Protein/PI3K/Akt-Signalweges gesteigert werden kann (Dedkova et al. 2003).
2003 konnten Bae et al. in Rinderaorten-Endothelzellen einen schnellen Anstieg der NO-Produktion in Gegenwart von Bradykinin nachweisen. Im Gegensatz jedoch zu UcnII, erfolgte die Bradykinin-induzierte NO-Produktion über eine PKA-abhängige, aber PI3K-unabhängige Phosphorylierung der eNOS an Ser1179 (Bae et al. 2003). Diese Unterschiede in der Regulierung der NO-Produktion beruhen möglicherweise auf zelltypspezifischen Unterschieden sowie auf Unterschieden der beteiligten Rezeptoren.

4.5 Ucn-II-induzierte Stimulierung der NO-Bildung in Kardiomyozyten verschiedener Säugerherzen

Um zu überprüfen, ob die Ucn-II-induzierte NO-Bildung nicht auf Kaninchen-Ventrikelmyozyten beschränkt ist, wurde die Ucn-II-induzierte NO-Produktion sowohl in Kaninchen-Vorhofmyozyten als auch in Ventrikelmyozyten von Ratte, Maus und humanen Herzen mit terminaler Herzinsuffizienz untersucht. Ähnlich wie in Kaninchen-Ventrikelmyozyten konnte eine gesteigerte NO-Produktion in Gegenwart von UcnII auch in den anderen Geweben nachgewiesen werden. Da der Indikator DAF-FM das NO kovalent bindet, ist die Rate der Fluoreszenzänderung ein Maß für die zelluläre NO-Produktion. Sowohl im Kaninchen-Vorhof als auch im Maus-Ventrikel wurde die maximale NO-Produktion, wie im Kaninchen-Ventrikel, 12 min nach Gabe von UcnII erreicht und blieb danach konstant hoch. Die Rate der DAF-FM-Fluoreszenzänderung in Ratten- und humanen Ventrikelmyozyten dagegen verlief flacher. Das Maximum in Ratten-Ventrikelmyozyten wurde erst nach 28 min erreicht und in humanen Ventrikelzellen 20 min nach Ucn-II-Gabe.
Diese Daten zeigen, dass die Wirkungen von UcnII nicht auf Kaninchen-Ventrikelmyozyten beschränkt sind.
Die vorliegenden Ergebnisse, dass die Ucn-II-induzierte NO-Bildung in Maus-Ventrikelmyozyten größer ist als in Kaninchen-, Ratten- und humanen Ventrikelmyozyten, sind vereinbar mit den Erkenntnissen von Waser et al. (2006). Sie untersuchten die CRF_2-R-Expression in verschiedenen Geweben und fanden

4 Diskussion

heraus, dass im Maus-Herzmuskel die Expression des CRF_2-R 10x höher ausfällt als in der Ratte und 30x höher als im humanen Herzmuskel (Waser et al. 2006). Dies ist eine mögliche Erklärung des schnellen und steilen Verlaufs der DAF-FM-Fluoreszenzänderung in Maus-Ventrikelmyozyten. Der Nachweis, dass die Ucn-II-Wirkungen in Mäusen über den CRF_2-R hervorgerufen werden (Bale et al. 2004) und dass eine Phosphorylierung der Akt über die PI3K erfolgt (Brar et al. 2002), lässt darauf schließen, dass durch anschließende Phosphorylierung der eNOS die Ucn-II-induzierte NO-Produktion in den Maus-Ventrikelmyoyzten angeregt werden könnte, genauso wie diese Arbeit dies für Kaninchen-Ventrikel gezeigt hat.

In der Literatur sind bisher nur wenige Daten in Bezug auf Ucn-Wirkungen im Vorhof bekannt. Aufgrund des Nachweises, dass der CRF_2-R (CRF_2-$R_{\alpha,\beta}$) im menschlichen Vorhof exprimiert wird (Kimura et al. 2002), ist es wahrscheinlich, dass in Nagetierherzen der CRF_2-R ebenfalls sowohl im Ventrikel als auch im Vorhof exprimiert wird. Dedkova et al. (2003) konnten einen ACh-induzierten Anstieg des $[NO]_i$ über Aktivierung des PI3K/Akt/eNOS-Signalweges in Katzen-Vorhofmyozyten hervorrufen (Dedkova et al. 2003). Es ist daher wahrscheinlich, dass der Ucn-II-induzierte NO-Anstieg im Kaninchen-Vorhof ebenfalls über die in dieser Arbeit nachgewiesenen Signalwege (PI3K/Akt/eNOS und/oder cAMP/PKA/eNOS) hervorgerufen wird.

Der Nachweis, dass UcnII in Rattenmyozyten über den CRF_2-R_β eine Zunahme des cAMP-Spiegels hervorrufen kann (Ikeda et al. 1998, Ikeda et al. 2005, Nishikimi et al. 2000), ist vereinbar mit unseren Erkenntnissen in Kaninchen-Ventrikelmyozyten, dass der Ucn-II-induzierte Anstieg der NO-Produktion zum Teil über eine Aktivierung des cAMP/PKA/eNOS-Signalweges hervorgerufen wird. Die Erkenntnisse, dass Puerarin (aus der Familie der Isoflavone) im Rattenmyokard über die Aktivierung des Akt/eNOS-Signalweges die NO-Produktion steigern kann (Zhang YH et al. 2008), zeigt, dass ebenfalls im Rattenmyokard die eNOS über die Akt phosphoryliert und aktiviert werden kann.

Im Gegensatz zu Kaninchen-Ventrikelmyozyten wurde die fraktionelle Verkürzung in Kaninchen-Vorhofmyozyten sowie in Ventrikelmyozyten von Ratten und humanen Herzen nicht beeinflusst. In Maus-Ventrikelmyozyten dagegen kam es ebenfalls zu einer Steigerung der fraktionellen Verkürzung. Bale et al. (2004) untersuchten die kardiovaskulären physiologischen Effekte von UcnII in Wildtyp- und CRF_2-R-Knockout-Mäusen. Die Ucn-II-Behandlung führte in Wildtyp-Mäusen zu einer

4 Diskussion

Erhöhung der Herzfrequenz und einer Steigerung der Inotropie und Lusitropie des linken Ventrikels. CRF_2-R-Knockout-Mäuse dagegen zeigten keine Änderungen der kardialen Funktion (Bale et al. 2004). Diese Erkenntnisse sind vereinbar mit unseren Daten einer Ucn-II-induzierten Zunahme der fraktionellen Verkürzung.

In menschlichen Ventrikelmyozyten aus Herzen mit terminaler Herzinsuffizienz wurde zwar ein robuster Anstieg der $[NO]_i$ beobachtet, aber keine Veränderung der fraktionellen Verkürzung. Dies könnte darauf hinweisen, dass in menschlichem Myokard die positiv inotrope Wirkung, hervorgerufen durch UcnII, zu einem wesentlichen Teil über den cAMP/PKA-Signalweg vermittelt wird. Bei der Herzinsuffizienz kommt es zu einer deutlich gestörten Regulation der Ca^{2+}-Homöostase infolge veränderter Signalwege. Zum Beispiel ist der cAMP/PKA-Signalweg weitgehend beeinträchtigt infolge verminderter Expression und Desensibilisierung myokardialer ß-AR (Pieske und Hasenfuß 2000, Brodde 2007). Zudem ist die Anzahl und die Aktivität der G_i-Proteine sowie der GRKs in der Herzinsuffizienz erhöht, wohingegen die Menge und die Aktivität der G_s-Proteine unverändert bleiben. Diese Veränderungen führen zu einer verminderten kardialen ß-AR-Ansprechbarkeit. Es werden jedoch nicht nur die funktionelle Ansprechbarkeit auf ß-AR unterdrückt, sondern auch die Funktion weiterer G_s-Protein-gekoppelter Rezeptoren (wie z.B. H_2-R, $5-HT_4$-R) (Brodde 2007). Eventuell könnte durch diese Veränderungen auch die Funktion der CRF_2-R vermindert sein und das Ausbleiben der Ucn-II-induzierten Zunahme der fraktionellen Verkürzung erklären. Neben einer verminderten Expression ß-AR kommt es auch zu einer verminderten Expression und Funktion der SR Ca^{2+}-ATPase (SERCA) (Hasenfuss et al. 1994, Pieske et al. 1999) und von PLB mit einer verminderten SR-Ca^{2+}-Speicherfähigkeit mit der Folge verminderter zytosolischer Ca^{2+}-Transienten (Hasenfuss et al. 1994).

Diese Veränderungen im Rahmen der Herzinsuffizienz können möglicherweise die ausbleibende Zunahme der fraktionellen Verkürzung erklären. Im Gegensatz zum cAMP/PKA-Signalweg scheint jedoch der PI3K/Akt/eNOS-Signalweg weitgehend unbeeinträchtigt zu sein. Das Maximum der NO-Bildung war etwa gleich groß wie in Kaninchen-Ventrikelmyozyten. NO führt über die sGC zu einer Produktion von cGMP mit folgender Aktivierung der PKG. Über diese Proteine kann die elektromechanische Kopplung reguliert werden (siehe 1.2.4, S.8). Doch da in der Herzinsuffizienz sowohl Signalwege als auch die Expression und Funktion verschiedener Proteine, einschließlich SERCA, PLB, RyR und L-Typ-Ca^{2+}-Kanal vermindert sind, wird

4 Diskussion

wahrscheinlich auch die NO-abhängige Regulierung der elektromechanischen Kopplung entsprechend beeinträchtigt sein und so den Anstieg der fraktionellen Verkürzung verhindern. Dies könnte wiederum dafür sprechen, dass am Anstieg der fraktionellen Verkürzung per se beide Signalwege (cAMP/PKA und Akt/PI3K/eNOS) beteiligt sind, doch aufgrund der Veränderungen in der Herzinsuffizienz nicht greifen können.

4.6 Physiologische Bedeutung der Ucn-II-induzierten eNOS-Stimulierung

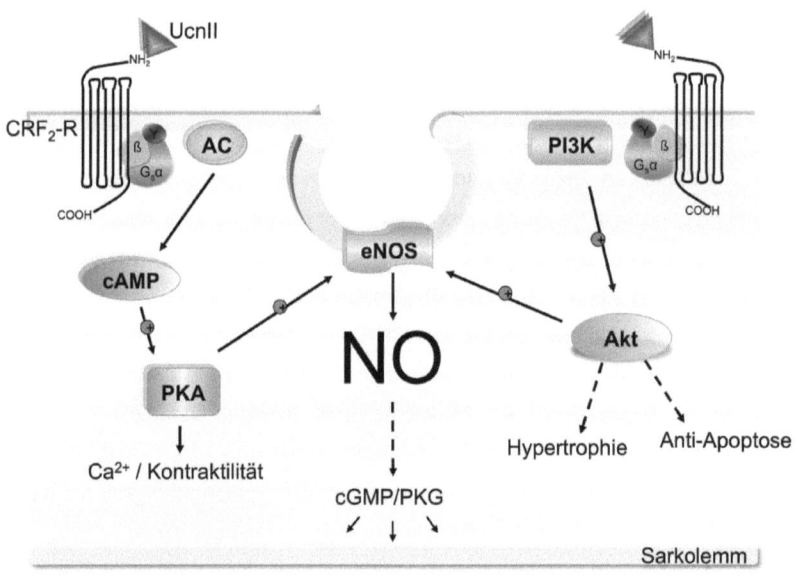

Abb. 4.1. Schematische Darstellung der Ucn-II-induzierten Signalkaskaden in einem Kardiomyozyten.
Abkürzungen: AC: Adenylatzyklase, Akt: Proteinkinase B, cAMP: zyklisches Adenosinmonophosphat, cGMP: zyklisches Guanosinmonophosphat, CRF_2-R: Corticotropin-Releasing-Faktor-Rezeptor 2, eNOS: endotheliale NO-Synthase, $Gs_{\alpha,\gamma,\beta}$: G-Protein, NO: Stickstoffmonoxid, PI3K: Phosphatidylinositol-3-Kinase, PKA: Proteinkinase A, PKG: Proteinkinase G, UcnII: Urocortin II.

4 Diskussion

In der vorliegenden Arbeit konnte gezeigt werden, dass UcnII in Kardiomyozyten über verschiedene Wege die eNOS-Phosphorylierung am Serin-1177 und damit die Aktivität des Enzyms und die zelluläre NO-Produktion regulieren kann: einerseits über den PI3K/Akt-Signalweg und andererseits über den cAMP/PKA-Signalweg. Die physiologische Bedeutung dieser Redundanz könnte darin liegen, dass durch zelluläre Veränderungen, z.B. im Rahmen der Herzinsuffizienz, ein Signalweg verändert oder behindert wird. So kann durch den verbliebenen (noch intakten) Signalweg sichergestellt werden, dass eine Aktivierung der eNOS trotzdem erfolgen kann. Bei der Herzinsuffizienz beispielsweise ist der cAMP/PKA-Signalweg weitgehend beeinträchtigt durch verminderte Expression und Desensibilisierung myokardialer β-AR und die vermehrte Expression des $G\alpha_i$-Proteins. Dies führt zu einer verminderten Katecholamin-stimulierten Aktivität der Adenylatzyklase und daraus resultierendem vermindertem intrazellulärem cAMP-Gehalt (Pieske und Hasenfuß 2000). Die Herzmuskelzellen reagieren nur noch sehr schwach auf Botenstoffe, die eine Erhöhung von cAMP und eine Stimulierung der PKA hervorrufen. Möglicherweise kann UcnII hier nicht mehr zu einer nennenswerten Aktivierung des cAMP/PKA-Signalwegs führen. Eine Ucn-II-induzierte Aktivierung der eNOS kann aber weiterhin über den PI3K/Akt-Signalweg erfolgen. Dies könnte erklären, warum in humanen Ventrikelmyozyten aus Herzen mit terminaler Herzinsuffizienz UcnII zu einem robusten NO-Anstieg führte, die fraktionelle Verkürzung jedoch unverändert blieb. Somit ist unter diesen pathologischen Bedingungen gewährleistet, dass trotz beeinträchtigtem PKA-Signalweg eine Aktivierung der eNOS über Akt weiterhin erfolgen kann.

Die Steigerung der NO-Produktion kann über vielfältige Mechanismen die Funktion der Kardiomyozyten beeinflussen. Sowohl über Aktivierung der sGC/cGMP/PKG-Signalkaskade als auch über Transnitrosylierungen können verschiedene Proteine, wie z.B. RyR, L-Typ-Ca^{2+}-Kanal und PLB, durch NO moduliert und so die elektromechanische Kopplung reguliert werden (genauere Mechanismen siehe unter 1.2.5, S. 9) (Stoyanovsky et al. 1996, Hare 2003, Maisson et al. 2003). Es konnte auch gezeigt werden, dass das Substrat der NO-Synthase, L-Arginin, mit folgender NO-Produktion die Kardiomyozyten vor Apoptose schützen und so die Herzfunktion verbessern kann (Brunner et al. 1997, Izhar et al. 1998). Ebenso wurde gezeigt, dass Urocortine (UcnI, II, III) das Überleben der Kardiomyozyten unter Hypoxie-

4 Diskussion

Reoxygenierungs-Bedingungen verbessern können und dass in Gegenwart von PI3K-Hemmstoffen das UcnI/Akt-vermittelte Zellüberleben signifikant vermindert wurde (Brar et al. 2002, Brar et al. 2004). Für diese antiapoptotischen Wirkungen von Urocortinen werden die Aktivierung des PI3K/Akt- und des MEK1/2/p44/42-Signalweges benötigt (Brar et al. 2004). Aus diesen Daten lässt sich schließen, dass die nachgewiesene PI3K/Akt/eNOS-aktivierte NO-Produktion in Vorhof- und Ventrikelmyozyten an der kardioprotektiven Wirkung von UcnII beteiligt sein könnte. Urocortine können ebenfalls hypertrophe Effekte auf neonatale Ratten-Kardiomyozyten ausüben. Diese Wirkung wird über eine Aktivierung der Akt induziert (Chanalaris et al. 2005). Die Ucn-induzierte Phosphorylierung der Akt könnte somit vielfältige Wirkungen, wie z.B. Antiapoptose, Hypertrophie, Beeinflussung der NO-Homöostase und der Kontraktilität in Herzmuskelzellen hervorrufen. Aufgrund dieser Erkenntnisse lassen unsere Daten die Vermutung zu, dass UcnII wesentlich an der Regulation der NO-Homöostase, des Ca^{2+}-Haushaltes und somit der elektromechanischen Kopplung in der Herzmuskelzelle beteiligt ist.

5 Zusammenfassung

Urocortin II (UcnII) ist ein Peptid aus der Familie der Corticotropin-Freisetzungsfaktoren. UcnII verbessert die Herzfunktion in gesunden und insuffizienten Herzen, doch sind die zugrunde liegenden zellulären Mechanismen weitgehend unbekannt. Vorarbeiten hatten nachgewiesen, dass UcnII die Kontraktilität isolierter Herzmuskelzellen über eine Aktivierung des cAMP/PKA-Signalweges steigert. In der vorliegenden Arbeit wurde die Hypothese untersucht, dass UcnII zusätzlich zum cAMP/PKA-Signalweg den PI3K/Akt-Signalweg aktiviert und dass die Aktivierung beider Signalwege zur Phosphorylierung und Aktivierung der endothelialen NO-Synthase (eNOS) mit daraus resultierendem Anstieg der intrazellulären NO-Konzentration ($[NO]_i$) führt.

Dazu wurde mit Hilfe der Western-Blot-Technik und phosphospezifischer Antikörper die
Ucn-II-induzierte Phosphorylierung von Akt und eNOS in isolierten Kaninchen-Ventrikelmyozyten bestimmt. Mit der konfokalen Mikroskopie und einem NO-sensitiven Farbstoff (DAF-FM) wurde zusätzlich die Ucn-II-vermittelte NO-Produktion gemessen.

Die Ergebnisse zeigen, dass UcnII zu einer zeitabhängigen Phosphorylierung von Akt, sowohl am Serin-473 und als auch am Threonin-308, und von eNOS am Serin-1177 führte. Bei beiden Proteinen wurde die maximale Phosphorylierung nach 30 min erreicht. Der Ucn-II-induzierte Anstieg der Phosphorylierung betrug für eNOS ~ 50% und für die Akt am Serin-473 ~ 50% sowie am Threonin-308 ~ 90%.

Die Ucn-II-induzierte Akt-Phosphorylierung, sowohl am Serin-473 als auch am Threonin-308, wurde durch Blockade der PI3K mit den Hemmstoffen Wortmannin und LY294002 verhindert. Die Blockade der PKA durch H89 blieb wirkungslos. Der Ucn-II-induzierte Anstieg der eNOS-Phosphorylierung dagegen wurde sowohl durch PI3K-Blockade als auch durch PKA-Blockade unterdrückt.

Es wurde ebenfalls ein Ucn-II-induzierter zeitabhängiger Anstieg der DAF-FM-Fluoreszenz – und damit der NO-Produktion - in isolierten Kaninchen-Ventrikelmyozyten beobachtet. Die maximale NO-Produktion wurde 12 min nach Gabe von UcnII erreicht und blieb danach konstant hoch. In Gegenwart der eNOS-Hemmstoffe L-NIO und L-NAME war die NO-Bildung signifikant verringert. Durch

5 Zusammenfassung

Doppel-Blockade der PKA (H89) und der PI3K (LY294002) wurde die NO-Produktion vermindert. Ebenso wie in Kaninchen-Ventrikelmyozyten konnte eine Ucn-II-induzierte zeitabhängige Zunahme der NO-Bildung sowohl in Kaninchen-Vorhofzellen als auch in Ventrikelmyozyten von Maus, Ratte und Mensch nachgewiesen werden.

Die Ergebnisse dieser Arbeit zeigen erstmals, dass UcnII in Kardiomyozyten den PI3K/Akt-Signalweg aktiviert und dass UcnII über den PI3K/Akt- und den cAMP/PKA-Signalweg eine Phosphorylierung der eNOS hervorruft. Die Phosphorylierung der eNOS führt zu einer gesteigerten NO-Produktion.

Die erstmalig nachgewiesene Ucn-II-induzierte Aktivierung des cAMP/PKA- und des PI3K/Akt-Signalweges mit nachfolgender Phosphorylierung der eNOS könnte wesentlich an der Ucn-II-induzierten Verbesserung der Herzfunktion in insuffizienten Herzen beteiligt sein.

6 Literaturverzeichnis

Abi-Gerges N, Fischmeister R, Méry PF (2001): G protein-mediated inhibitory effect of a nitric oxide donor on the L-type Ca^{2+} current in rat ventricular myocytes. J Physiol 531, 117-130

Alessi DR, Andjelkovic M, Caudwell B, Cron P, Morrice N, Cohen P, Hemmings BA (1996): Mechanism of activation of protein kinase B by insulin and IGF-1. EMBO J 15; 6541-6551

Andor Technology: Confocal dual spinning disk – basic concepts. Andor Technology PLC, Belfast/Northern Ireland, 2009

Arcaro A, Wymann MP (1993): Wortmannin is a potenter phosphatidylinositol 3-Kinase inhibitor: the role of phosphatidylinositol 3,4,5-triphosphate in neutrophile responses. Biochem J 296, 297-301

Bae SW, Kim HS, Cha YN, Park YS, Jo SA, Jo I (2003): Rapid increase in endothelial nitric oxide production by bradykinin is mediated by protein kinase A signaling pathway. Biochem Biophys Res Commun 306, 981-987

Baggiolini M, Dewald B, Schnyder J, Ruch W, Cooper PH, Payne TG (1987): Inhibition of the phagocytosis-induced respiratory burst by the fungal metabolite wortmannin and some analogues. Exp Cell Res 169, 408-418

Bale TL, Hoshijima M, Gu Y, Dalton N, Anderson KR, Lee KF, Rivier J, Chien KR, Vale WW, Peterson KL (2004): The cardiovascular physiologic actions of urocortin II: Acute effect in murine heart failure. Proc Natl Acad Sci USA 101, 3697-3702

Beckmann JS, Koppenol WH (1996): Nitric oxide, superoxide, and peroxynitrite: the good, the bad, and ugly. Am J Physiol 271; 1424-1437

Bers DM: Excitation-contraction coupling and cardiac contractile force. Second Edition. Kluwer Academic Publishers, Dordrecht/Niederlande 2002.

Beuckelmann DJ, Näbauer M, Erdmann E (1992): Intracellular calcium handling in isolated ventricular myocytes from patients with terminal heart failure. Circulation 85, 1046-1055

Böhm M (1998): Catecholamine refractoriness and their mechanisms in cardiocirculatory shock and chronic heart failure. Thorac Cardiovasc Surg 46, 270-275

Bonser RW, Thompson NT, Randall RW, Tateson JE, Spacey GD, Hodson HF, Garland LG (1991): Demethoxyviridin and wortmannin block phospholipase C and D activation in the human neutophil. Br J Pharmacol 103, 1237-1241

Boo YC, Sorescu G, Boyd N, Shiojima I, Walsh K, Du J, Jo H (2002): Shear stress stimulates phosphorylation of endothelial nitric-oxide synthase at Ser1179 by Akt-independent mechanisms: role of protein kinase A. J Biol Chem 277, 3388-3396

Brar BK, Jonassen AK, Stephanou A, Santilli G, Railson J, Knight RA, Yellon DM, Latchman DS (2000): Urocortin protects against ischemic and reperfusion injury via a MAPK-dependent pathway. J Biol Chem 275, 8508-8514

Brar BK, Stephanou A, Knight R, Latchman DS (2002): Activation of protein kinase B/Akt by urocortin is essential for its ability to protect cardiac cells against hypoxia/reoxygenation-induced cell death. J Mol Cell Cardiol 34, 483-492

Brar BK, Jonassen AK, Egorina EM, Chen A, Negro A, Perrin MH, Mjos OD, Latchman DS, Lee KF, Vale W (2004): Urocortin-II and urocortin-III are cardioprotective against ischemia reperfusion injury: an essential endogenous cardioprotective role for corticotropin releasing factor receptor type 2 in the murine heart. Endocrinology 145, 24-35

Bredt DS, Snyder SH (1990): Isolation of nitric oxide synthetase, a calmodulin-requiring enzyme. Proc Natl Acad Sci USA 87; 682-685

Brodde OE (2007): Beta-adrenoceptor blocker treatment and the cardiac beta-adrenoceptor-G-protein(s)-adenylyl cyclase system in chronic heart failure. Naunyn Schmiedebergs Arch Pharmacol 374, 361-372

Brunner F, Leonhard B, Kukovetz WR, Mayer B (1997): Role of endothelin, nitric oxide and L-arginine release in ischaemia/reperfusion injury of rat heart. Cardiovasc Res 36, 60-66

Bustamante Jo, Watanabe T, Murphy DA, MCDonald TF (1982): Isolation of single atrial and ventricular cells from the human heart. Can Med Assoc J 126, 791-793

Campbell DL, Stamler JS, Strauss HC (1996): Redox modulation of L-type calcium channels in ferret ventricular myocytes; Dual mechanism regulation by nitric oxide and S-nitrosothiols. J Gen Physiol 108, 277-293

Chanalaris A, Lawrence KM, Townsend PA, Davidson S, Jamshidi Y, Stephanou A, Knight RD, Hsu SY, Hsueh AJ, Latchman DS (2005): Hyperthrophic effects of urocortin homologous peptides are mediated via activation of the Akt pathway. Biochem Biophys Res Commun 328, 442-448

Charles CJ, Rademaker MT, Richards AM (2004): Urocortin: putative role in cardiovascular disease. Curr Med Chem Cardiovasc Hematol Agents 2, 43-47

Chen TP, Mitchelhill KI, Michell BJ, Stapelton D, Rodriguez-Crespo I, Witters LA, Power DA, Ortiz de Montellano PR, Kemp BE (1999): AMP-activated protein kinase phosphorylation of endothelial NO synthase. FEBS Lett 443; 285-289

Chijiwa T, Mishima A, Hagiwara M, Sano M, Hayashi K, Inoue T, Naito K, Toshioka T, Hidaka H (1990): Inhibition of forskolin-induced neurite outgrowth and protein phosphorylation by a newly synthesized selective inhibitor of cyclic AMP-dependent protein kinase, N-[2-(p-bromocinnamylamino)ethyl]-5-isoquinolinesulfonamide (H-89), of PC12D pheochromocytoma cells. J Biol Chem 265, 5267-72

Coffer PJ, Jin J, Woodgett JR (1998): Protein kinase B (c-Akt): a multifunctional mediator of phosphatidylinositol 3-kinase activation. Biochem J 335; 1-13

Cross MJ, Stewart A, Hodgkin MN, Kerr DJ, Wakelam MJ (1995): Wortmannin and its structural analogue demethoxyviridin inhibit stimulated phospholipase A2 activity in Swiss 3T3 cells. Wortmannin is not a specific inhibitor of phosphatidylinositol 3-kinase. J Biol Chem 270, 352-25355

Cuong DV, Kim N, Youm JB, Joo H, Warda M, Lee JW, Park WS, Kim T, Kang S, Kim H, Han J (2005): Nitric oxide-cGMP-protein kinase G signaling pathway induces anoxic preconditioning through activation of ATP-sensitive K^+ channels in rat hearts. Am J Physiol Heart Circ Physiol 290, H1808-1817

Davies SP, Reddy H, Caivano M., Cohen P (2000): Specificity and mechanism of action of some commonly used protein kinase inhibitors. Biochem J 351, 95-105

Davis ME, Pemberton CJ, Yandle TG, Fisher SF, Lainchbury JG, Frampton CM, Rademaker MT, Richards AM (2007 a): Urocortin 2 infusion in healthy humans: hemodynamic, neurohormonal, and renal responses. J Am Coll Cardiol 49, 461-471

Davis ME, Pemberton CJ, Yandle TG, Fisher SF, Lainchbury JG, Frampton CM, Rademaker MT, Richards AM (2007 b): Urocortin 2 infusion in human heart failure. Eur Heart J 28, 2589-2597

de Belder AJ, Radomski MW, Why HJ, Richardson PJ, Martin JF (1995): Myocardial calcium-independent nitric oxide synthase activity is present in dilated cardiomypathy, mycarditis, and postpartum cardiomyopathy but not in ischaemic or valvar heart disease. Br Heart J 74, 426-430

Dedkova EN, Wang YG, Blatter LA, Lipsius SL (2002): Nitric oxide signalling by selective beta(2)-adrenoceptor stimulation prevents ACh-induced inhibition of beta(2)-stimulated Ca^{2+} current in cat atrial myocytes. J Physiol 542, 711-723

Dedkova EN, Ji X, Wang YG, Blatter LA, Lipsius SL (2003): Signaling mechanisms that mediate nitric oxide produktion induced by acetycholine exposure and withdrawal in cat atrial myocytes. Circ Res 93, 1233-1240

Dicks AP, Williams DL (1996): Generation of nitric oxide from s-nitrosothiols using protein-bound Cu^{2+} sources. Chem Biol 3, 655-659

Dimmeler S, Fleming I, Fisslthaler B, Hermann C, Busse R, Zeiher AM (1999): Activation of nitric oxide synthase in endothelial cells by Akt-dependent phosphorylation. Nature 399; 601-605

Erlenkamp S, Glitsch HG, Kockskämper J (2002): Dual regulation of cardiac Na^+-K^+ pumps and CFTR Cl⁻ channels by protein kinases A and C. Pflügers Arch 444, 251-262

Feng J, Park J, Cron P, Hess D, Hemmings BA (2004): Identification of a PKB/Akt hydrophobic motif Ser-473 kinase as DNA-dependent protein kinase. J Biol Chem 279; 41189-41196

Feron O, Smith TW, Michel T, Kelly RA (1997): Dynamic targeting of the agonist-stimulated m2 muscarinic acetylcholine receptor to caveolae in cardiac myocytes. J Biol Chem 272, 17744-17748

Feron O, Dessy C, Opel DJ, Arstall MA, Kelly RA, Michel T (1998a): Modulation of the endothelial nitric-oxide synthase-caveolin interaction in cardiac myocytes. Implications for the autonomic regulation of heart rate. J Biol Chem 273, 30249-30254

Feron O, Saldana F, Michel JB, Michel T (1998b): The endothelial nitric-oxide synthase-caveolin regulatory cycle. J Biol Chem 273, 3125-3128

Fischmeister R, Méry PF (1996): Regulation of cardiac calcium current by cGMP/NO route. C R Seances Soc Biol Fil 190, 181-206

Fleming I, Fisslthaler B, Dimmeler S, Kemp BE, Busse R (2001): Phosphorylation of Thr495 regulates Ca^{2+}/Calmodulin-dependent endothelial nitric oxide synthase activity. Circ Res 88; 68-75

Fulton D, Gratton JP, McCabe TJ, Fontana J, Fujio Y, Walsh K, Franke TF, Papapetropoulos A, Sessa WC (1999): Regulation of endothelium-derived nitric oxide production by the protein kinase Akt. Nature 399, 597-601

Furchgott RF, Zawazki JV (1980): The obligatory role of endothelial cells in the relaxation of arterial smooth muscle by acetylcholine. Nature 288; 373-376

Gallis B, Corthals GL, Goodlett DR, Ueba H, Kima F, Presnell SR, Figeys D, Harrison DG, Berk BC, Aebersold R, Corson MA (1999): Identification of flow-dependent endothelial nitric-oxide synthase phosphorylation sites by mass spectrometry and regulation of phosphorylation and nitric oxide production by the phosphatidylinositol 3-kinase inhibitor LY294002. J Biol Chem 274; 30101–30108

Garvey EP, Tuttle JV, Covington K, Merrill BM, Wood ER, Baylis SA, Charles IG (1994): Purification and characterization of the constitutive nitric oxide synthase from human placenta. Arch Biochem Biophys 311, 235-241

Gingerich S, Krukoff TL (2008): Activation of ERbeta increases levels of phosphorylated nNOS and NO production through a Src/PI3K/Akt-dependent pathway in hypothalamic neurons. Neuropharmacology 55, 878-885

Granger DL, Hibbs JB Jr (1996): High-output nitric oxide: weapon against infection? Trends Microbiol 4, 46-47.

Griffith OW, Kilbourn RG (1996): Nitric oxide synthase inhibitors: amino acids. Methods Enzymol 268, 375-392

Grossini E, Molinari C, Mary DA, Marino P, Vacca G (2008): The effect of urocortin II administration on the coronary circulation and cardiac function in the anaesthetized pig is nitric-oxide-dependent. Eur J Pharmacol 578, 242-248

Guillemin R, Rosenberg B (1955): Humoral hypothalamic control of anterior pituitary: a study with combined tissue cultures. Endocrinology 57; 599-607

Han X, Shimoni Y, Giles WR (1995): A cellular mechanism for nitric oxide-mediated cholinergic control of mammalian heart rate. J Gen Physiol 106, 45-65

Hare JM (2003): Nitric oxide and excitation-contraction coupling. J Mol Cell Cardiol 35, 719-729

Hare JM, Lofthouse RA, Juang GJ, Colman L, Ricker KM, Kim B, Senzaki H, Cao S, Tunin RS, Kass DA (2000): Contribution of caveolin protein abundance to augmented nitric oxide signaling in conscious dogs with pacing-induced heart failure. Circ Res 86, 1085-1092

Hasenfuss G, Reinecke H, Studer R, Meyer M, Pieske B, Holtz J, Holubarsch C, Posival H, Just H, Drexler H (1994): Relation between myocardial function and expression of sarcoplasmic reticulum Ca^{2+}-ATPase in failing and nonfailing human myocardium. Circ Res 75, 434-442

Haugland RP: The Handbook, a guide to fluorescent probes and labelling technologies. Tenth Edition, Molecular Probes, Eugene/Oregon USA 2005

Hsu SY, Hsueh AJ (2001): Human stresscopin and stresscopin-related peptide are selective ligands for the type 2 corticotropin-releasing hormone receptor. Nat Med 7, 605-611

Ikeda K, Tojo K, Sato S, Ebisawa T, Tokudome G, Hoyosa T, Harada M, Nakagawa O, Nakao K (1998): Urocortin, a newly identified corticotropin-releasing factor-related mammalian peptide, stimulates atrial natriuretic peptide and brain natriuretic peptide secretions from neonatal rat cardiomyocytes. Biochem Biophys Res Commun 250, 298-304

Ikeda K, Tojo K, Tokudome G, Ohata M, Sugimoto K, Tamura T, Tajima N, Mochizuki S, Kawakami M, Hosoya T (2003): Cardiac expression of urocortin (Ucn) in diseased heart; preliminary results on possible involvement of Ucn in pathophysiology of cardiac diseases. Mol Cell Biochem 252, 25-32

Ikeda K, Tojo K, Otsubo C, Udagawa T, Hosoya T, Tajima N, Nakao K, Kawamura M (2005): Effects of urocortin II on neonatal rat cardiac myocytes and non-myocytes. Peptides 26, 2473-2481

Ishida H, Genka C, Hirota Y, Nakazawa H, Barry WH (1999): Formation of planar and spiral Ca^{2+} waves in isolated cardiac myocytes. Biophys J 77, 2114-2122

Izhar U, Schwalb H, Borman JB, Merin G (1998): Cardioprotective effect of L-arginine in myocardial ischemia and reperfusion in an isolated working rat heart model. J Cardiovasc Surg (Torino) 39, 321-329

Ji GJ, Fleischmann BK, Bloch W, Feelisch M, Andressen C, Addicks K, Hescheler J (1999): Regulation of the L-type Ca2+ channel during cardiomyogenesis: switch from NO to adenylyl cyclase-mediated inhibition. FASEB J 13,313-24

Khan SA, Skaf MW, Harrison RW, Lee K, Minhas KM, Kumar A, Fradley M, Shoukas AA, Berkowitz DE, Hare JM (2003): Nitric oxide regulation of myocardial contractility and calcium cycling: independent impact of neuronal and endothelial nitric oxide synthases. Circ Res 92, 1322-1329

Kimura Y, Takahashi K, Totsune K, Muramatsu Y, Kaneko C, Darnel AD, Suzuki T, Ebina M, Nukiwa T, Sasano H (2002): Expression of urocortin and corticotropin-releasing factor receptor subtypes in the human heart. J Clin Endocrinol Metab 87, 340-346

Kleinert H, Schwarz PM, Förstermann U (2003): Regulation of the expression of inducible nitric oxide synthase. Biol Chem 384, 1343-1364

Kodja G, Kottenberg K, Nix P, Schlüter KD, Piper HM, Noack E (1996): Low increase in cGMP induced by organic nitrates and nitrovasodilators improves contractile response of rat ventricular myocytes. Circ Res 78, 91-101

Kojima H, Urano Y, Kikuchi K, Higuchi T, Hirata Y, Nagano T (1999): Fluorescent indicators for imaging nitric oxide production. Angew Chem Int Ed Engl 38, 3209-3212

Koob GF, Heinrichs SC (1999): A role for corticotropin releasing factor and urocortin in behavioral responses to stressors. Brain Res 848, 141-152

Lacza Z, Horváth EM, Pankotai E, Csordás A, Kollai M, Szabó C, Busija DW (2005): The novel red-fluorescent probe DAR-4M measures reactive nitrogen species rather than NO. J Pharmacol Toxicol Methods 52; 335-340

Layland J, Li JM, Shah AM (2002): Role of cyclic GMP-dependent protein kinase in the contractile response to exogenous nitric oxide in rat cardiac myocytes. J Physiol 540, 457-467

Layland J, Solaro RJ, Shah AM (2005): Regulation of cardiac contractile function by troponin I phosphorylation. Cardiovasc Res 66, 12-21

Lewis K, Li C, Perrin MH, Blount A, Kunitake K, Donaldson C, Vaughan J, Reyes TM, Gulyas J, Fischer W, Bilezikjian L, Rivier J, Sawchenko PE, Vale WW (2001): Identification of urocortin III, an additional member of the corticotropin-releasing factor (CRF) family with high affinity for the CRF2 receptor. Proc Natl Acad Sci U S A 98, 7570-7575

Liu CN, Yang C, Liu XY, Li S (2005): In vivo protective effects of urocortin on ischemia-reperfusion injury in rat heart via free radical mechanisms. Can J Physiol Pharmacol 83, 459-465

Luttrell LM, Lefkowitz RJ (2002): The role of beta-arrestins in the termination and transduction of G-protein-coupled receptor signals. J Cell Sci 115, 455-465

Maisson PB, Feron O, Dessy C, Balligand JL (2003): Nitric oxide and cardiac function, ten years after, and continuing. Circ Res 93, 388-398

McCabe TJ, Fulton D, Roman LJ, Sessa WC (2000): Enhanced electron flux and reduced calmodulin dissociation may explain "calcium-independent" eNOS activation by phosphorylation J Biol Chem 275; 6123-6128

McCrossan ZA, Billeter R, White E (2004): Transmural changes in size, contractile and electrical properties of SHR left ventricular myocytes during compensated hypertrophy. Cardiovasc Res 63, 283-292

McDonald PH, Lefkowitz RJ (2001): Beta-Arrestins: new roles in regulating heptahelical receptors functions. Cell Signal 13, 683-689

Méry PF, Pavoine C, Belhassen L, Pecker F, Fischmeister R (1993): Nitric oxide regulates cardiac Ca^{2+} current. Involvement of cGMP-inhibited and cGMP-stimulated phosphodiesterases through guanylyl cyclase activation. J Biol Chem 268, 26286-26295

Michel T, Feron O (1997): Nitric oxide synthases: which, where, how, and why. J Clin Invest 100, 2146-2152

Michell BJ, Chen ZP, Tiganis T, Stapleton D, Katsis F, Power DA, Simi AT, Kemp BE (2001): Coordinated control of endothelial Nitric-oxide synthase phosphorylation by protein kinase C and the cAMP-dependent protein kinase. J Biol Chem 276; 17625–17628

Moncada S, Higgs A (1993): The L-arginine-nitric oxide pathway. N Engl J Med 329; 2002-2012

Moniotte S, Kobzik L, Feron O, Trochu JN, Gauthier C, Balligand JL (2001): Upregulation of beta$_3$-adrenoceptors and altered contractile response to inotropic amines in human failing myocardium. Circulation 103, 1649-1655

Murga C, Laguinge L, Wetzker R, Cuadrado A, Gutkind JS (1998): Activation of Akt/protein kinase B by G protein-coupled receptors. A role for alpha and beta gamma subunits of heterotrimeric G proteins acting through phosphatidylinositol-3-OH kinasegamma. J Biol Chem 273, 19080-19085

Nakamura I, Takahashi N, Sasaki T, Tanaka S, Udagawa N, Murakami H, Kimura K, Kabayama Y, Kurokawa T, Suda T (1995): Wortmannin, a specific inhibitor of phosphatidylinositol-3 kinase, blocks osteoclastic bone resorption. FEBS Lett 361, 79-84

Nakanishi S, Kakita S, Takahashi I, Kawahara K, Tsukuda E, Sano T, Yamada K, Yoshida M, Kase H, Matsuda Y (1992): Wortmannin, a microbial product inhibitor of myosin light chain kinase. J Biol Chem 267, 2157-2163

Nakano A (2002): Spinning-disk confocal microscopy – a cutting-edge tool for imaging of membrane traffic. Cell Struct Funct 27, 349-355

Ng LL, Loke IW, O'Brien RJ, Squire IB, Davies JE (2004): Plasma urocortin in human systolic heart failure. Clin Sci 106, 383-388

Nishikimi T, Miyata A, Horio T, Yoshihara F, Nagaya N, Takishita S, Yutani C, Matuso H, Matsuoka H, Kangawa K (2000): Urocortin, a member of the corticotropin-releasing factor family, in normal and diseased heart. Am J Physiol 279, H3031-H3039

Oakley RH, Olivares-Reyes JA, Hudson CC, Flores-Vega F, Dautzenberg FM, Hauger RL (2007): Carboxyl-terminal and intracellular loop sites for CRF1 receptor phosphorylation and beta-arrestin-2 recruitment: a mechanism regulating stress and anxiety responses. Am J Physiol Regul Integr Comp Physiol 293, 209-222

O'Connell TD, Ni YG, Lin KM, Han H, Yan Z (2003): Isolation and Culture of Adult Mouse Cardiac Myocytes for Signaling Studies. AfCS Research Reports 1, 1-9

Parkes DG, May CN (2000): Urocortin: A novel player in cardiac control. News Physiol Sci 15, 264-268

Perrin MH, Vale WW (1999): Corticotropin releasing factor receptors and their ligand familiy. Ann N Y Acad Sci 885, 312-328

Pieske B (1998): New aspects of the pathophysiology of heart failure. Wien Med Wochenschr 148, 108-120

Pieske B, Maier LS, Bers DM, Hasenfuss G (1999): Ca^{2+} handling and sarcoplasmic reticulum Ca^{2+} content in isolated failing and nonfailing human myocardium. Circ Res 85, 38-46

Pieske B, Hasenfuss G (2000): Pathophysiological basis of heart failure. Ther Umsch 57, 284-292

Pinsky D, Patton S, Mesaros S, Brovkovych V, Kubaszewski E, Grunfeld S (1997): Mechanical transduction of nitric oxide sythesis in the beating heart. Circ Res 81, 372-379

Pollock JS, Förstermann U, Mitchell JA, Warner TD, Harald HH, Schmidt HHHW, Nakane M, Murad F (1991). Purification and characterization of particulate endothelium-derived relaxing factor synthase from cultured and native bovine aortic endothelial cells. Proc Natl Acad Sci USA 88; 10480-10484.

Rademaker MT, Charles CJ, Espiner EA, Fisher S, Frampton CM, Kirkpatrick CMJ, Lainchbury JG, Nicholls MG, Richards AM, Vale WW (2002): Beneficial hemodynamic, endocrine, and renal effects of urocortin in experimental heart failure: comparison with normal sheep. J Am Coll Cardiol 40, 1495-1505

Rademaker MT, Cameron VA, Charles CJ, Richards AM (2005): Integrated hemodynamic, hormonal, and renal actions of urocortin 2 in normal and paced sheep: beneficial effects in heart failure. Circulation 112, 3624-3632

Rademaker MT, Cameron VA, Charles CJ, Richards AM (2006): Urocortin 3: haemodynamic, hormonal, and renal effects in experimental heart failure. Eur Heart J 27, 2088-2098

Rees DD, Palmer RM, Schulz R, Hodson HF, Moncada S (1990): Characterization of three inhibitors of endothelial nitric oxide synthase in vitro and in vivo. Br J Pharmacol 101, 746-752

Reyes TM, Lewis K, Perrin MH, Kunitake KS, Vaughan J, Arias CA, Hogenesch JB, Gulyas J, Rivier J, Vale WW, Sawchenko PE (2001): Urocortin II: a member of the corticotropin-releasing factor (CRF) neuropeptide family that is selectively bound by type 2 CRF receptors. Proc Natl Acad Sci U S A 98, 2843-2848

Saffran M, Schally AV (1955): The release of corticotrophin by anterior pituitary tissue in vitro. Can J Biochem Physiol 33; 408-415

Samson WK (1996): "Here the heart may give a useful lesson to the head". Endocrinology 137, 3629-3630

Schillinger W, Janssen PM, Emami S, Henderson SA, Ross RS, Teucher N, Zeitz O, Philipson KD, Prestle J, Hasenfuß G (2000): Impaired contractile performance of cultured rabbit ventricular myocytes after adenoviral gene transfer of Na^+-Ca^{2+} exchanger. Circ Res 87, 581-587

Simon DI, Mullins ME, Jia L, Gaston B, Singel DJ, Stamler JS (1996): Polynitrosylated proteins: Characterization, bioactivity, and functional consequences. Proc Natl Acad Sci USA 93, 4736-4741

Spiess J, Rivier J, Rivier C, Vale W (1981): Primary structure of corticotropin-releasing factor from ovine hypothalamus. Proc Natl Acad Sci USA 78, 6517-6521

Steinberg SF, Brunton LL (2001): Compartmentation of G protein-coupled signaling pathways in cardiac myocytes. Annu Rev Pharmacol Toxicol 41, 751-773

Stenzel P, Kesterson R, Yeung W, Cone RD, Rittenberg MB, Stenzel-Poore MP (1995): Identification of a novel murine receptor for corticotropin-releasing hormone expressed in the heart. Mol Endocrinol 9, 637-645

Stojanovic MO, Ziolo MT, Wahler GM, Wolska BM (2001): Anti-adrenergic effects of nitric oxide donor SIN-1 in rat cardiac myocytes. Am J Physiol Cell Physiol 281, C342-349

Stoyanovsky D, Murphy T, Anno PR, Kim YM, Salama G (1996): Nitric oxide activates skeletal and cardiac ryanodine receptors. Cell Calcium 21, 19-29

Sun J, Picht E, Ginsburg KS, Bers DM, Steenbergen C, Murphy E (2006): Hypercontractile female hearts exhibit increased S-nitrosylation of the L-type Ca^{2+} channel alpha1 subunit and reduced ischemia/reperfusion injury. Circ Res 98, 403-411

Thelen M, Wymann MP, Langen H (1994): Wortmannin binds specifically to 1-phosphatidylinositol 3-Kinase while inhibiting guanine nucleotide-binding protein-coupled receptor signaling in neutophile leukocytes. Proc Natl Acad Sci USA 91, 4960-4964

Tokoro T, Wang J, Kitajima I (2004): The novel HMG-CoA reductase inhibitor, Pitavastatin, induces a protective action in vascular endothelial cells through the production of nitric oxide (NO). Yakugaku Zasshi 124;121-126

Vale W, Spiess J, Rivier C, Rivier J (1981): Characterization of a 41-residue ovine hypothalamic peptide that stimulates secretion of corticotropin and beta-endorphin. Science 213, 1394-1397

Vanhaesebroeck B, Alessi DR (2000): The PI3K-PDK1 connection: more than just a road to PKB. Biochem J 346, 561-576

Vlahos CJ, Matter WF, Hui KY, Brown RF (1994): A specific inhibitor of phosphatidylinositol 3-Kinase, 2-(4-Morpholinyl)-8-phenyl-4H-1-benzopyran-4-one (Ly294002). J Biol Chem 269, 5241-5248

Waser B, Rehmann R, Rivier J, Vale W, Reubi JC (2006): CRF receptors in the rodent and human cardiovascular systems: species differences. Peptides 27, 3029-3038

Wang J, Tokoro T, Matsui K, Higa S, Kitajima I (2005): Pitavastatin at low dose activates endothelial nitric oxide synthase through PI3K-AKT pathway in endothelial cells. Life Sci 76; 2257-68

Wang YG, Dedkova EN, Steinberg SF, Blatter LA, Lipsius SL (2002): Beta 2-adrenergic receptor signaling acts via NO release to mediate ACh-induced activation of ATP-sensitive K^+ current in cat atrial myocytes. J Gen Physiol 119, 69-82

Wawrzynów A, Collins JH (1993): Chemical modification of the Ca^{2+}-ATPase of rabbit skeletal muscle sarcoplasmic reticulum: identification of sites labeled with aryl isothiocyanates and thiol-directed conformational probes. Biochim Biophys Acta 1203, 60-70

Wegener JW, Gödecke A, Schrader J, Nawrath H (2002): Effects of nitric oxide donors on cardiac contractility in wild-type and myoglobin-deficient mice. Br J Pharmacol 136, 415-420

Wiley KE und Davenport AP (2004): CRF_2 receptors are highly expressed in the human cardiovascular system and their cognate ligands urocortins 2 and 3 are potent vasodilators. Br J Pharmacol 143, 508-514

Williams MR, Arthur JS, Balendran A, van der Kaay J, Poli V, Cohen P, Alessi DR (2000): The role of 3-phosphoinositide-dependent protein kinase 1 in activating AGC kinases defined in embryonic stem cells. Curr Biol 10; 439-48

Wollenberger A, Babskii EB, Krause EG, Genz S, Blohm D, Bogdanova EV (1973): Cyclic changes in levels of cyclic AMP and cyclic GMP in frog myocardium during the cardiac cycle. Biochem Biophys Res Commun 55, 446-452.

Xu KY, Huso DL, Dawson TM, Bredt DS, Becker LC (1999): Nitric oxide synthase in cardiac sarcoplasmic reticulum. Proc Natl Acad Sci USA 96, 657-662

Xu L, Eu JP, Meissner G, Stamler JS (1998): Activation of the cardiac calcium release channel (ryanodine receptor) by poly-S-nitrosylation. Science 279, 234-237

Yang LZ, Kockskämper J, Heinzel FR, Hauber M, Walther S, Spiess J, Pieske B (2006): Urocortin II enhances contractility in rabbit ventricular myocytes via CRF_2 receptor-mediated stimulation of protein kinase A. Cardiovasc Res 69; 402-411

Zhang SY, Chen G, Wei PF, Huang XS, Dai Y, Shen YJ, Chen SL, Sun-Chi CA, Xu HX (2008): The effect of puerarin on serum nitric oxide concentration and myocardial eNOS expression in rats with myocardial infarction. J Asian Nat Prod Res 10, 373-381

Zhang XP, Hintze TH (2006): cAMP signal transduction induces eNOS activation by promoting PKB phosphorylation. Am J Physiol Heart Circ Physiol 290; 2376-2384

Zhang YH, Zhang MH, Sears CE, Emanuel K, Redwood C, El-Armouche A, Kranias EG, Casadei B (2008): Reduced phospholamban phosphorylation is associated with impaired relaxation in left ventricular myocytes from neuronal NO synthase-deficient mice. Circ Res 102, 242-249

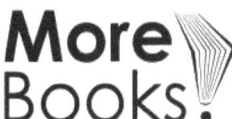
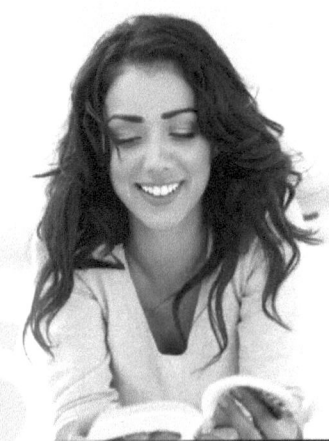

I want morebooks!

Buy your books fast and straightforward online - at one of world's fastest growing online book stores! Environmentally sound due to Print-on-Demand technologies.

Buy your books online at
www.morebooks.shop

Kaufen Sie Ihre Bücher schnell und unkompliziert online – auf einer der am schnellsten wachsenden Buchhandelsplattformen weltweit! Dank Print-On-Demand umwelt- und ressourcenschonend produziert.

Bücher schneller online kaufen
www.morebooks.shop

KS OmniScriptum Publishing
Brivibas gatve 197
LV-1039 Riga, Latvia
Telefax: +371 686 204 55

info@omniscriptum.com
www.omniscriptum.com

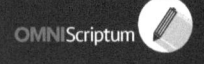

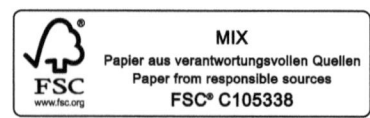

Printed by Books on Demand GmbH, Norderstedt / Germany